MANUEL
NOUVEAU
DE TYPOGRAPHIE.

IMPRIMERIE,

CONTENANT
LES PRINCIPES THÉORIQUES ET PRATIQUES
DE L'IMPRIMEUR-TYPOGRAPHE;

PAR A. FREY,
Auteur des *Principes de ponctuation fondés sur la nature du langage écrit*, seuls approuvés par l'Université.

Ouvrage original.

On doit toujours envisager un art dans sa
perfection dès qu'on procède par analyse.
CICÉRON.

ORNÉ DE PLANCHES.

IIe PARTIE.

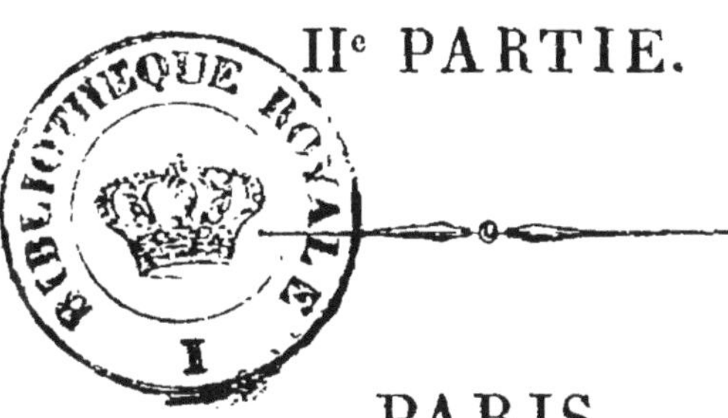

PARIS,
A LA LIBRAIRIE ENCYCLOPÉDIQUE DE RORET,
RUE HAUTEFEUILLE, AU COIN DE CELLE DU BATTOIR.

M DCCC XXXV.

NOUVEAU MANUEL

DE TYPOGRAPHIE.

IMPRIMERIE.

*Suite de l'***M**.

MARBRES. Il y en a pour la *casse* et pour la *presse*.

1. *Pour la casse.* Généralement on se sert de marbres en pierre; les plus grands sont très-avantageux. On augmente de beaucoup leur durée quand on les fait entourer d'un châssis épais en chêne ou de lames de fer.

2. On se sert aussi de marbres en fonte, composés de plaques plus ou moins grandes, réunies et nivelées entre elles aux jonctions : ces marbres, plus commodes pour fonctionner, sont aussi plus sujets à être cassés.

3. Les uns et les autres doivent être posés bien d'aplomb, non-seulement parce que leur service l'exige impérieusement, la lettre devant pouvoir s'y tenir debout sans appui, mais encore parce que cet aplomb les garantit contre toute fracture majeure.

4. *Pour la presse.* Il en est de deux espèces. Avant de poser un marbre *en pierre*, il faut s'assurer si la table du coffre n'est point déjetée, et si les bandes qui soutiennent les crampons, et les crampons eux-mêmes, sont en bon état et en bonne position, car ces diverses circonstances contraires influent plus ou moins sur le défaut d'aplomb du marbre, et peuvent même le faire casser. Le papier gris non collé, par feuilles et portions de feuille convenablement divisées, est le meilleur lit des marbres en pierre; du son et toute autre matière mouvante doivent être proscrits.

5. Le marbre *en fonte* (voyez ci-après) ne doit jamais recevoir de forme mouillée, ni même humide (voyez *Arrêter les formes* 1). Si ce défaut se présente néanmoins,

on enlève la rouille avec un peu de poussière de brique ou de grès bien fine, mêlée à de l'huile, mais le moins souvent possible, car la rouille entame la fonte et altère la justesse du marbre. Il faut avoir soin de le tenir constamment enduit de quelques gouttes d'huile.

6. Les presses en bois ont souvent des marbres en fonte, mais qui sont mobiles : on doit les poser de la même manière qu'il est expliqué ci-dessus 4 pour la pose des marbres en pierre.

MARCHE-PIED. Voyez-en la figure Pl. IV, fig. 11.

MARGE. — 1. C'est en général tout le blanc que comporte le papier autour de chaque page de composition, isolée ou réunie à d'autres : motivé sur cette différence, l'usage a établi une variation de marge, en donnant une position *presque centrale* à l'impression qu'embrasse un seul coup-d'œil, et une position *relative* à l'impression sujète à être pliée.

2. En particulier on nomme 1° *marge* la feuille qui sur le tympan sert de repère à celles que l'on tire en blanc (voyez *Faire la marge* 3, 5, 8, 9, 11, et *Marger*), feuille dont les imprimeurs retranchent quelquefois une partie afin de parachever l'égalité du foulage, ou dont ils ne laissent sur le tympan que l'extérieur ou le tour, pour éviter des duretés aux formes légères, surtout aux ouvrages en vers et aux titres. 2° On nomme encore *marge* la feuille ou les feuilles tirées en blanc, qu'on fixe sur celle qui est dans le tympan si elles ont subi des découpures et reçu des hausses qui les constituent *carton* ou *feuilles de misentrain* (voy. *Foulage* 1).

3. *Position presque centrale.* Les avis à la main, affiches, placards, etc., ont les marges de côté égales, et celles de tête et de pied ne diffèrent qu'en ce que la première est un peu moins étendue que la dernière : ainsi, que la page isolée soit in-12, in 8°, in-6, in-4°, ou in-folio, et qu'il y ait deux, quatre, ou six exemplaires à la feuille, chaque exemplaire de cette page aura les marges de côté égales. Ces proportions subissent des modifications s'il y a des additions en tête, et surtout s'il y en a de côté qui forment une ligne verticale plus ou moins prononcée. Voyez *Additions* 13.

4. *Position relative.* Les labeurs paraissent avoir une marge de bon goût quand, dans un in-8° ordinaire par exemple, la marge de gauche ne diffère en moins

que d'environ dix points de celle de droite au pli sur la pointure, de sorte qu'après avoir rogné, ces marges sont à très-peu près égales ; et quand la marge de tête n'est moindre que d'un tiers ou d'un quart de celle de pied. Mais la règle ancienne et même générale encore dispose moitié plus en pied qu'en tête, et environ un tiers plus à droite qu'à gauche, ce qui paraît choquant, car on semble par-là vouloir chasser vers le dos, au fond des plis, des pages dont la situation plus à droite favorise la lecture ; et cet inconvénient, peu sensible dans les formats moyens, devient insupportable dans les livres où les marges de côté sont très-petites.

5. A toutes les marges intérieures de la forme et qui par la pliure deviennent marges extérieures, il faut avoir soin en les compassant, comme aux barres in-folio, in-4°, in-8°, aux grandes têtières in-12, in-18, etc., d'y laisser un peu moins de blanc qu'aux bords extérieurs de la feuille du papier de l'ouvrage, afin de compenser ses inégalités plus ou moins nombreuses provenant de fabrique.

6. Les pages de labeur qui comportent des additions soit à droite, soit à gauche, ou même des deux côtés, quelque nombreuses qu'elles soient, ne doivent déranger en rien l'étendue marginale indiquée ci-dessus 4.

7. La demi-feuille et le quart in-8° indépendants des labeurs, doivent toujours avoir le blanc de la barre un peu plus fort qu'aux labeurs, afin de fournir une marge la plus avantageuse possible ; cette force doit même être progressivement augmentée pour l'espace de *toutes les espèces* d'onglets.

8. Les impressions entièrement exécutées sur des caractères d'écriture affectent parfois les marges propres de l'écriture, comme dans une circulaire par exemple : alors les marges de tête et de pied sont égales ; celle de droite n'a qu'environ trente points, afin qu'il en reste après avoir rogné, et tout le surplus du blanc est occupé par la marge de gauche : s'il y a une deuxième page en retiration, une quatrième sur une troisième, etc., leurs marges de côté doivent être exactement comme celles de la première page, d'où le registre de côté n'a plus lieu. — L'adresse sur la deuxième page d'un feuillet en blanc est facile à bien placer si

l'on veut l'imprimer aussi : après avoir fait une épreuve sur un papier conforme en dimension, pliez cette circulaire en la forme voulue, tracez convenablement l'adresse sur la partie à ce destinée, dépliez l'épreuve, présentez-en l'impression exactement sur la composition, et l'adresse tracée indiquera précisément sa place, ligne pour ligne.

9. Les marges de tête de l'in-folio et de l'in-plano devant être très-régulières à chaque feuille du même labeur, il est indispensable que l'imprimeur garde pardevers lui leurs mesures exactes afin de pouvoir les suivre successivement (voy. *Faire la marge* 8, 9), car les impressions de ces deux formats, une fois livrées aux brocheurs ou relieurs, ne sont nivelées en tête que par la régularité de la marge.

MARGER. — 1. C'est l'action de poser la feuille que l'on veut tirer en blanc, sur la marge adaptée extérieurement au tympan. La feuille doit être prise sur le papier blanc, et saisie par le bas et le haut, laissant les angles les plus éloignés tout-à-fait libres, afin que l'on voie bien et facilement s'ils sont justes à la marge. Ainsi saisi, on porte la feuille sur la marge avec dextérité et précision en allongeant les bras, afin que le corps ne dépasse pas le tympan ; et lorsqu'elle est bien juste, la main droite l'abandonne pour se porter à la frisquette, tandis que la gauche la retient encore pour l'empêcher de couler ; mais il faut éviter de porter cette main au milieu de la feuille, parce qu'appuyant entre les deux pointures dont les ressorts la font lever, la distance qui doit se trouver entre les deux trous de pointure deviendrait plus grande que celle qui est décrite entre les deux ardillons sur le tympan : donc c'est vers le bas que la main gauche doit retenir la feuille, pour éviter les variations de registre lors de la retiration.

2. Les papiers présentent presque tous des défauts plus ou moins grands par la quadrature de leur dimension totale ; l'imprimeur donc qui ne compenserait pas ces défauts d'une manière relative margerait fort mal.

3. En margeant l'imprimeur doit s'apercevoir et faire disparaître de son mieux les plis de fabrique et autres, les rides, les feuilles d'une dimension ou d'une nuance défectueuse, sales, écornées, déchirées, et jusqu'aux

larrons s'il les aperçoit à temps. Comme on ne doit jamais appuyer sur le tympan, on doit replacer sur le papier blanc les feuilles dont on veut effacer les plis et les rides. Les *larrons* dont on vient de parler sont des parcelles de papier ou de pâte qui adhèrent aux feuilles par l'effet de la fabrique ou du remaniement à l'imprimerie, et qui, retenues sur la forme par le tirage, occasionent ainsi une lacune sur le papier tiré. Voy. *Retiration* 3.

MARRONS, V. *Bouchons* 4.

MARTEAU, V. *Maillet*.

MÉCANIQUES, V. *Presses* 8 à 14.

MÉDIUSCULES.—1. Quant à leur dénomination, voy. *Majuscules* 1 à 4; et pour l'utilité des médiuscules italiques, voy. *Italique* 7 à 9. On ne s'occupera ici que de leur *proportion* relative aux deux autres alphabets du romain, et de leur *usage*.

2. *Proportion*. Jusque vers l'époque de la première révolution on n'avait pas encore vu dans nos caractères des médiuscules n'offrant que la proportion des lettres courtes bas-de-casse; mais cette époque a fourni à beaucoup de nos fondeurs le prétexte de présenter comme une réforme heureuse, la réduction des petites capitales à la force des lettres courtes; résultat qui a été pour eux une occasion de gain, s'il n'en a été le motif, car il les a mis à même de se passer de six matrices et d'autant de lettres à fondre pour toutes les proportions du caractère romain, qui par ses minuscules fournit ainsi aux médiuscules les lettres o, s, v, w, x, z.

3. La réforme a été malheureuse, car il est évident qu'on fait usage des médiuscules pour obtenir un effet *supérieur* à celui qu'on obtient du bas-de-casse romain, et même italique, et la réduction produit au contraire un effet *inférieur*, ce qui s'explique très-naturellement: de deux lettres de même valeur, comme E e, mais dont l'une comporte sept traits et l'autre seulement deux, par ce seul fait la dernière est déjà plus rapidement perceptible que la première, et cet avantage lui sera d'autant plus indubitablement acquis si ses deux traits sont développés dans une dimension d'espace rigoureusement semblable, au moins quant à la hauteur, à celle qui circonscrit les sept traits de l'autre lettre; la comparaison continuée entre la plupart des lettres courtes du

bas et tous leurs équivalents en majuscules, comme A a, M m, N n, R r, soutient l'avantage en faveur des premières, et il est considérable dans l'opposition qu'elles présentent avec les longues bas-de-casse, comme B b, D d, F f, G g, H h, surtout si l'on ne perd pas de vue que toute la série des petites capitales est uniformément courte, tandis que celle du bas-de-casse est mélangée par plus de moitié de longues, en y comprenant les chiffres.

4. Aussi l'usage de ces médiuscules produit-il souvent obscurité, confusion, embarras, comme lorsque dans les numéros des parties, livres, chapitres, sections, paragraphes, des folios des commencements ou parties éventuelles, on a dû varier le type des chiffres, et que par-là l'I des médiuscules se trouve en concurrence avec le chiffre arabe 1, ou les chiffres dits romains en médiuscules avec ceux des minuscules, surtout à un titre-courant formant presque ligne pleine, dont l'extrémité contenant un numéro, toucherait pour ainsi dire au folio, comme ..... DE LOUIS XIV. xxvij, ce qui serait plus choquant encore si l'on figurait le folio en médiuscules

5. Elles produisent même un effet radicalement nul quand elles retracent un nom propre dont, à l'exception de la majuscule, les autres lettres ont la forme de celles du bas-de-casse, comme Fox ; ou quand on commence les livres ou les chapitres par les mots en médiuscules Nos, Vos, etc. ; et l'assemblage de ces lettres o, s, avec les autres médiuscules, comme XÉNOPHON, POSSESSION, est très-choquant par l'irrégularité du double alignement : c'est que les lettres o et s, par leur forme circulaire, coïncident parfaitement avec les autres lettres bas-de-casse, dont la plupart affectent aussi plus ou moins la forme circulaire, tandis que cette coïncidence ne saurait avoir lieu avec les médiuscules, dont la plupart affectent en haut et en bas la ligne droite horizontale.

6. Comment ne pas conclure de ces faits absurdes qu'il faut maintenir aux médiuscules la proportion indispensable qui leur a été consacrée dès leur origine, et que leur a judicieusement conservée notre savant typographe Mr P. Didot, savoir, la force intermédiaire entre les lettres courtes et les majuscules, force

sans laquelle les petites capitales ne sauraient remplir le but qui leur a donné naissance, et sans laquelle il vaudrait mieux se priver tout-à-fait de ces lettres que d'en faire l'usage défectueux nécessité par leur disproportion?

7. *Usage*. Les médiuscules servent dans le discours à faire ressortir des phrases ou des mots auxquels on veut donner plus de force qu'aux phrases ou aux mots que le besoin a fait composer en italique, qu'on y soit déterminé par le motif de fixer davantage l'attention du lecteur, ou simplement par la valeur relative du sens des mots, comme, par exemple, dans les indications de source par lesquelles on termine ordinairement des citations quelconques : BOILEAU, *Art poétique*, chant..., DUMARSAIS, *Logique*, etc. — Très-souvent aussi elles servent à nuancer les titres, sous-titres, sommaires, et à figurer les titres-courants, les interlocuteurs, etc.

METTEUR EN PAGES ET MISENPAGES. — 1. Le metteur en pages doit être familier avec les travaux les plus difficultueux de la composition; il ne suffit pas qu'*il sache* bien exécuter *quand il veut*, il faut qu'*habituellement* il travaille bien, car dans le premier cas il n'est que médiocre, mauvais même, et c'est seulement dans le second qu'il est bon ouvrier. Sa conduite doit être plus régulière encore que celle du paquetier; s'il doit faire quelque absence outre l'heure de ses repas, il doit avoir pourvu par quelques dispositions particulières, aux retards que cette absence occasionerait, parce qu'il n'a le droit ni de retarder l'ouvrage, ni de faire perdre du temps à son paquetier, lequel d'ailleurs est dans une obligation réciproque. — Le metteur en pages est le premier ouvrier de son ouvrage; il en est même l'unique, s'il peut suffire à sa marche, et l'on ne lui adjoint des paquetiers qu'autant qu'il a besoin d'aide à cet égard; aussi les paquetiers ne sont que ses auxiliaires, ses aides; aussi est-il rétribué pour les pertes de temps qu'entraînent ses soins, et a-t-il le droit de réserver pour lui seul la copie et la lettre si elles lui sont nécessaires pour l'occuper d'une manière suivie. — Il n'est pas tenu de fournir la lettre pour la misentrain d'un labeur; mais c'est lui qui doit partager la lettre ou la copie si elle est juste ou rare, non également, mais selon la proportion d'activité et d'assiduité individuelles des divers paquetiers, à moins d'ordres contraires par qui de droit : voy. *Ancienneté* (*droit d'*). — Il est tenu d'aider ses auxiliaires à résoudre une difficulté à l'égard de la lecture, d'un renvoi, d'un alinéa, mais il ne peut en être responsable.

2. Avant de se mettre en œuvre sur un labeur, le metteur en pages a dû recevoir la copie, l'examiner pour reconnaître l'exactitude de la pagination, les divisions et subdivisions, la construction des titres-courants, et établir la proportion des caractères avec la sanction du prote. Si la pagination manque, il doit la faire faire ou la marquer lui-même. Enfin, toute la copie, au moins d'un volume, a dû être entièrement feuilletée par lui, afin qu'il sache à l'avance s'il y a des notes, des opérations, des tableaux, des parties à plusieurs colonnes, etc. — Il est même utile qu'il sache à l'avance tous les accidents de travail dont un ouvrage en plusieurs volumes est susceptible, parce qu'une certaine coïncidence dans les titres et sous-titres, opérations, devant avoir lieu dans tout le cours d'un labeur, il peut y avoir telle particularité dans un tome 2 qui décide *seule* une certaine modification analogue dans le tome 1.

3. En délivrant la copie, lui-même doit marquer à la plume l'endroit où il faut commencer, et le nom du compositeur en marge entouré circulairement ; il doit prévenir le paquetier de toutes les particularités qui concernent en général l'orthographe, comme l'*a* ou l'*o* aux imparfaits, le *t* à conserver au pluriel, les majuscules à mettre exceptionnellement, les accidents dans la division des mots; il doit déterminer aussi la figure des renvois de notes, la force des rentrées diverses pour la poésie et pour certaines opérations, etc. —Le paquetier doit tenir ces renseignements du metteur en pages, *non du prote ni du correcteur*. — Il doit indiquer encore la justification, non simplement en désignant le numéro de l'interligne, mais en donnant deux ou trois de ces interlignes mêmes au paquetier : étant généralement plus ancien dans l'atelier, il doit mieux savoir que le paquetier s'il y a eu plusieurs fontes de la même interligne, et si, comme il arrive

communément, il s'en trouve d'un peu plus longues sur lesquelles on doive de préférence justifier le composteur (voy. *Justifier* 2, 3, 4). — Enfin, c'est à lui de recueillir les diverses compositions et de les réunir sous son rang ou près de lui.

4. Il compose d'abord ses folios avec ou sans titres-courants, au moins pour une feuille à la fois s'ils ne sont pas changeants, non en commençant par le premier, mais en revenant du dernier au premier, parce que placés dans la galée selon l'ordre de cette composition chacun d'eux se trouve successivement à découvert au fur et à mesure du besoin; parfois même la présence inattendue d'une pareille ligne avertit qu'on en a fait précédemment l'omission. — S'il n'a pas de lingots pour ses bas de pages, il passe à la confection des lignes de pied, en s'assurant préalablement de quelle force de corps il peut faire usage de préférence, car il n'est pas de rigueur qu'il emploie des blancs de la force du corps du texte. — Enfin il compose les signatures, les titres, sous-titres et sommaires qui ne sont pas de la force de corps du texte, car le paquetier n'est pas tenu de faire ces sommaires et sous-titres, à moins de conventions contraires s'il y a une certaine continuité dans ces compositions. — Les vers isolés, les notes, auront été faits d'abord ou seront composés concurremment. — Dans tous les cas, il est toujours avantageux de composer de suite et pour une feuille environ chacune de ces diverses parties, aussi bien que les additions si l'ouvrage en comporte, afin de changer de casse moins souvent; et il faut toujours commencer par la fin si c'est possible, comme pour les folios.

5. Le metteur en pages aura prévu s'il doit placer une interligne avant le folio, car il s'en dispensera si elle n'a qu'un point ou qu'un point et demi, vu qu'elle serait endommagée à chaque page par la pression de la ficelle, surtout si la composition est interlignée; mais il en pourra placer une de deux à trois points s'il en existe.

6. Enfin sa galée ou ses galées, d'aplomb et d'équerre, disposées convenablement sur le rebord de la casse, et la copie au-dessus des galées ou sur le bas du haut-de-casse, il commence la misenpages proprement dite. — La première ligne du titre de première page texte

n'aura pas été composée en médiuscules d'un gros caractère, parce qu'elles portent un talus trop fort pour permettre l'exactitude du registre de tête avec la page 2; des majuscules ou des binaires favoriseront mieux ce résultat, selon que le titre-courant sera en médiuscules ou en majuscules, ou qu'il n'y aura qu'un simple folio; mais il faut toujours prendre un parti et employer un moyen tel, que le registre en question ait lieu : ainsi, par exemple, on supprimerait de la première page seulement l'interligne de tête si toutes les pages devaient comporter cette interligne ; et dans le cas contraire on l'ajouterait aux pages 2, 15 et 16 de l'in-8° : cette différence accidentelle serait trop légère pour être sensible aux marges des têtières.

7. Son titre particulier placé et blanchi proportionnément, il délie à la suite le texte et arrête la longueur de sa page (voy. *Justifier* 11, 12, 13), terminée par la ligne de pied courante, sur ce texte même : la page ainsi arrêtée, on est certain d'avoir fait occuper par le titre et ses divers blancs jusqu'à la première ligne de texte, un espace vertical bien conforme à un certain nombre de lignes du texte, et qui doit produire un registre exact entre les lignes de texte des pages 1 et 2. — S'il y a des notes au bas de la page 1, on fait place ensuite à ces notes, mais sans toucher aux blancs déjà établis, à moins d'en retrancher ou d'en supprimer la valeur d'une ligne de texte entière, y compris l'interligne courante s'il y en a. Quand la signature est d'un corps moindre que la ligne de pied, il faut jeter la différence ou une partie de la différence avant la signature pour qu'elle soit détachée du texte un peu plus que les lignes de texte le sont entre elles, et le reste serait placé après la signature.

8. D'autres particularités encore peuvent accompagner cette page. 1° La ligne de note qui la termine est nécessairement d'un caractère au-dessous de celui du texte; cette différence est surtout sensible quand il y a notes de notes (par exemple le texte en dix, les notes en huit, et les notes de notes en six); alors le registre en pied de la page 1 ne peut avoir lieu avec le pied de la page 2 terminée par une ligne en dix, parce que le six a moins de deux points de talus, tandis que le dix en a plus de trois; le registre de la

page 1 pèchera donc en plus d'environ un point et demi, et c'est cette valeur qu'ici l'on doit jeter entre la dernière ligne et celle de pied ou de signature. — 2° S'il y a des additions marginales, on les place à droite à la page 1 après l'avoir justifiée; la première ligne d'une addition doit s'accorder par la base de l'œil des lettres courtes avec la base de l'œil des mêmes lettres de la ligne de texte dont le sens provoque l'application de l'addition. Aux pages paires on place également les additions à droite si elles sont nombreuses, sauf à transposer la colonne avant de lier, ce qui est assez facile en soulevant d'abord un peu la galée à gauche pour donner à la page quelque pente vers la tête, en serrant bien la composition de la colonne, en appliquant à sa droite une seconde réglette, et en enlevant bien carrément le tout qui, tenu ferme des deux mains, sert lui-même à repousser la page texte pour être placé : c'est seulement la dernière réglette ajoutée qu'en même temps on insinue. Si les mains n'ont pas une certaine dextérité pour saisir, déplacer, replacer des poignées de composition, la manière indiquée est sujète à faire faire du pâté ; mais elle est très-avantageuse du reste, en ce que la colonne offre à droite de la page toute liberté de jeu et d'accès pour la coïncidence de position de chaque addition, et que la justification verticale en est aussi plus facile, plus rapide, et plus sûre. — 3° Si le labeur est à plusieurs colonnes, et surtout si elles sont étroites, en menu caractère, et que le format soit grand, au lieu de prendre souvent des poignées qui ne peuvent être que petites dans ces circonstances, on se sert accidentellement d'une ficelle assez mince, dont on arrête seulement le premier bout, et continuant jusqu'à la tête, on retient tendu ce qui en reste dans la main droite, puis des deux on saisit carrément la valeur de trois à quatre poignées à la fois, qu'on transporte avec sécurité, et qu'on délie aussi vite qu'on les a liées. — 4° Quelques metteurs en pages frappent plusieurs coups avec une réglette de longueur en plomb, souvent très-lourde, sur la frotterie des lignes à droite, afin de redresser horizontalement la matière au fur et à mesure qu'ils la délient sur leur galée : par-là ils parviennent effectivement à donner à la composition un *aspect* régulier, car le contre-coup renvoie l'extrémité droite de la ligne justifiée trop lâche vers le point où a porté le coup, ou y renvoie la plupart des lignes si elles sont commandées dans le paquet par quelques lignes justifiées trop fort, et cette manière vicieuse de corriger des vices n'a d'autre résultat que de satisfaire momentanément au coup-d'œil... Au lieu de ces *toc! toctoc!*... si fréquemment répétés et qui assourdissent les voisins de rang, on appuie convenablement la réglette, on agit coïncidemment des deux mains pour redresser, et l'on jette ou l'on diminue quelque espace au besoin, à moins que pour trop de fréquence on ne fasse exécuter cette espèce de correction par le paquetier, qu'il faut prévenir discrètement, sauf à mesurer ultérieurement l'énergie sur le peu d'égard aux avertissements; quoiqu'il soit fort désagréable à remplir, c'est un devoir qui généralement produit de bons résultats, même pour soi. — 5° S'il y a assez fréquemment des sous-titres, des citations de vers, des notes, etc., comme alors ces divers accidents font que souvent on tombe mal pour la coupure des pages et que par suite on est obligé de revenir sur la fixation d'une ou de plusieurs pages précédentes, il est prudent de déterminer la coupure de deux, trois, quatre pages successives, avant de lier la première, pour éviter la perte de temps qu'entraîne l'action de délier et de relier plusieurs fois les mêmes pages. — 6° Il arrive qu'après avoir épuisé toutes les ressources pour empêcher de tomber mal, il ne reste plus que celle d'augmenter ou de diminuer presque insensiblement la force de l'interligne courante, comme dans un ouvrage soigné : si le blanc a une certaine force, un demi-point de plus ou de moins est insensible, mais il faut que la page en retiration subisse la même modification; une difficulté plus réelle se manifeste par l'irrégularité de longueur de page que produit cette modification : on peut pallier ce défaut en ne diminuant pas le demi-point entre certaines lignes où les queues en bas et en haut sont réciproquement plus nombreuses, car leur blanc entre lignes paraît d'autant plus faible; pourvu que les lignes en retiration permettent cette façon d'agir pour leur registre.

9. Dès la page 1 il peut survenir une difficulté; c'est lorsque a lieu 1° une simple citation de vers, 2° une cita-

tion de vers avec traduction, 3° une intercalation quelconque dont le début est un sommaire ou une date et dont la chute n'a ni signature ni aucune indication explicite analogue. Dans les trois cas des blancs sont nécessaires pour isoler ces parties, mais il y a une proportion qui est de rigueur : 1° la citation amenée par le discours sera plus rapprochée de ce discours que de celui qui la suit, ou plus rapprochée du discours dont elle forme le début que de celui qui la précède et avec lequel elle a moins de relation par le sens; 2° une citation de vers avec traduction aura pour son premier et dernier blanc la proportion accidentelle qu'on vient d'indiquer, mais le blanc qui doit séparer les vers traduits de leur traduction, devra être moins fort que le plus faible des deux autres; 3° la fin d'une intercalation qui pour une cause quelconque comporte un blanc à son début, doit nécessairement à la fin être séparée de la reprise du texte par un blanc égal à celui de la tête.

10. Le metteur en pages a dû suivre ou consulter successivement la copie pour la misenpages. Il ne peut être responsable des bourdons faibles ou moyens quand les alinéas sont très-fréquents, car il résulterait de cette responsabilité qu'il serait absurdement obligé même à suivre ligne à ligne une composition en vers; mais quand les alinéas sont dans une proportion ordinaire, le bourdon d'alinéa ou d'une forte partie d'alinéa est une preuve manifeste qu'il a négligé son propre travail, car il doit toujours s'assurer de la succession non interrompue de la composition par la copie présente sous ses yeux, afin de ne faire ni omission ni transposition qui lui soit personnelle.

11. Il y a diverses manières plus ou moins convenables de placer les pages au fur et à mesure sous le rang. Par la manière la plus commune, on occupe déjà beaucoup de place seulement pour l'in-8° en les posant deux à deux, c'est-à-dire la 3 sur la 2, la 5 sur la 4, etc. (car la 1re doit toujours rester seule). La manière de diminuer l'étendue de leur emplacement consiste à les disposer dans l'ordre suivant :

	5	9	13	
	4	8	12	16
	3	7	11	15
1	2	6	10	14

Elles offrent une situation naturelle pour laisser prendre en premier lieu le côté de première, d'abord la page 1, puis les 4 et 5, 8 et 9, 12 et 13, enfin la 16; ce qui reste est le côté de deux. Si pour l'in-8° on gagne peu de terrain, on conçoit aisément combien le gain est progressif pour l'in-12, l'in-18, etc.

12. En plaçant les formes près de la presse aux épreuves, il faut les y poser de façon qu'elles ne gênent pas le mouvement de la manivelle, car il est telle position qui pourrait blesser la main gauche de l'imprimeur. Il faut aussi que le metteur en pages prévienne l'imprimeur si les formes sont mouillées, parce qu'elles peuvent l'être malgré l'apparence contraire, et que pour parvenir à faire épreuve il faut absolument que l'œil de la forme soit débarrassé de toute humidité.

13. Le metteur en pages desserre ses formes, et fait passer la première lue au premier paquetier inscrit, qui la fait donner au second, etc., et le dernier la fait repasser au metteur en pages : il importe qu'il ne s'écarte pas de cet ordre, car si plusieurs paquetiers ont à regagner pour des bourdons, le terrain appartient d'abord à celui qui commence la feuille; mais il corrige avant ou après ses aides, et dans tous les cas il doit soigneusement examiner et corriger toutes les parties qui le concernent, et s'assurer qu'en général toutes ses pages sont en état d'être serrées pour faire faire la seconde, particulièrement s'il y a eu des bourdons et des transpositions d'une certaine étendue. On vient de dire *les parties qui le concernent*, car les folios faux, les renvois de notes non changés, sont bien légitimement de son fait, et tellement que c'est de sa part une négligence bien caractérisée si sans un motif plausible il n'a pas changé ces renvois avant de lier les pages, quand ils sont nombreux surtout. Croirait-on que cette vérité a été plus d'une fois le sujet d'une contestation sérieuse !... La chasse d'un bourdon n'est comptable au paquetier qu'autant qu'elle sort de la feuille imposée, et même des parties obligatoirement remises en pages par lui; s'il est inhabile à ce genre de travail, on le fait exécuter à ses frais.

14. Le metteur en pages, bien loin d'être obligé de donner du *salé* au paquetier, doit plutôt se garantir de ses pertes en se réservant du bon : en effet, il répond

non-seulement des feuilles qu'on lui a comptées, mais même des corrections en première qui dépendent de ces feuilles; il serait donc de toute injustice de le réduire à une garantie purement morale, qui d'ailleurs est parfois nulle.

15. Ordinairement un metteur en pages se contente, pour ses comptes avec ses aides, d'un calepin sur lequel chacun est inscrit à part avec ses livraisons de compositions et avec l'indication du montant en paquets et en argent par banque Mais il est un moyen certain d'éviter toute erreur; c'est d'inscrire successivement, à peu près comme sur une main-courante, d'abord le nom du paquetier, puis la cote de la copie, ensuite le premier ou les premiers mots par lesquels il doit commencer; et au fur et à mesure qu'on relève les compositions, on ajoute le nombre de paquets et de lignes que la prise de copie déjà inscrite a produit; par suite, il faut établir au jour de la banque des comptes particuliers d'après cette main-courante, qui offre par sa rédaction toutes les indications capables de trancher sur les contestations qui pourraient survenir à ce sujet.

16. On a dit ci-dessus 1 que le paquetier est l'aide du metteur en pages; mais ce n'est pas arbitrairement ni par un concert entre ces personnes qu'est fixé le prix en paquets; donc ce ne peut pas être non plus par une convention particulière entre elles que doit être déterminé le prix de corrections en seconde, de surcharge d'opérations ou de tableaux, enfin de travaux de toute nature qui sont le propre du metteur en pages, et que pour une raison quelconque il fait exécuter par le paquetier: ces divers objets doivent être payés d'après la fixation de la banque même.

17. Il est fort utile que le metteur en pages inscrive complètement chacune de ses banques sur un petit registre, qu'il copie successivement s'il doit fournir des bordereaux; en mentionnant après coup sur son registre les variations de prix ou autres que l'examen ou la fixation a produites, il peut se garantir des erreurs de compte du livre de banque et des siennes.

18. On a parlé dans l'hypothèse d'un seul metteur en pages avec ses aides pour la marche ordinaire d'un labeur; mais quand cette marche doit être très-rapide, on peut associer plusieurs metteurs en pages qui par-

tagent convenablement ente eux le travail, c'est-à-dire qu'habituellement l'un met constamment en pages; un autre compose toujours les titres, sous-titres, notes, et change les folios; un troisième délivre, inscrit la copie, ramasse les paquets, les inscrit, impose, etc.; les heures de repas varient de façon que la misenpages même n'éprouve aucune interruption, car chacune de ces trois personnes doit être en état de remplacer ou d'aider accidentellement les deux autres selon l'exigence circonstancielle; avec une bonne entente, c'est-à-dire de l'intelligence et de la bonne volonté, on peut de cette manière parfaire un volume en très-peu de jours, avec un bénéfice marqué pour le patron et les ouvriers.

19. On terminera cet article en appelant l'attention sur quelques accidents qui surviennent dans la correction des secondes et surtout des bons à tirer. — S'il a fallu recomposer pour fait de pâté une partie quelconque de la feuille en correction; si un coup de marteau, un choc, a endommagé quelque autre partie qui ait obligé à rétablir une certaine quantité de lettres gâtées; s'il faut chasser de cette feuille un seul mot, même une seule syllabe, sur la feuille suivante, ou prendre de cette dernière pour parfaire la précédente, toutes ces circonstances doivent être exactement indiquées sur l'épreuve en correction par le metteur en pages, agent naturel de cette indication, car d'un côté le temps qu'il prendrait à les communiquer de vive voix serait peut-être plus long, et, de l'autre, l'exactitude pourrait en souffrir ou un oubli funeste avoir lieu.

MINUSCULES, V. *Majuscules* 1 à 4.

MISE EN CASSE. Indépendamment de tous les soins à porter dans la propreté des casses, dans la visite des paquets de fonte neuve, dans la confection des cornets, de la liste des sortes qui restent, du mélange des espaces, des étiquettes de casses à faire et placer avant de livrer à la composition; il faut avoir une attention particulière dans la manière de jeter les lettres dans les cassetins, car les lettres fortement ou même peu crénées, surtout dans l'italique, *N*, *V*, peuvent être endommagées réciproquement par leur propre poids.

MISENPAGES, V. *Metteur en pages*.

MISENTRAIN. — 1. *Du mobile*. Elle consiste dans les détails suivants. (Voir d'abord *Tierce* 1.) 1° *Arrêter les formes* (voyez cet article). — 2° Garnir le tympan des étoffes en rapport avec la forme, et, s'il existe un carton, le placer avec beaucoup de justesse (voyez *Garniture du tympan*). — 3° *Faire la marge*, *poser les pointures* (voy. cet article). — 4° Desserrer, poser les supports et les bouchons s'il est nécessaire, taquer, et resserrer légèrement et bien également (voy. *Arrêter les formes* 5). — 5° Tirer la frisquette s'il n'y en a pas de coupée (voy. *Frisquette* 3 et 4), ou s'assurer si rien ne mord quand on en a une du format. — 6° *Faire le registre* (voy. cet article). — 7° Faire la tierce (voyez *Tierce* 1, 2, 15, 16, 17). — 8° Égaliser le foulage (voy. *Foulage*), s'assurer si rien ne frise ni ne papillote, et régler le coup. — 9° Enfin veiller avec la plus grande attention à ce que tout vienne bien net, et, la tierce corrigée, la révision rendue, si l'on s'aperçoit que la forme n'est pas très-propre, lui donner un coup de brosse (voy. *Ordures* 4).

2. *Gravures en bois et polytypages accompagnant le mobile*. Depuis long-temps on imprime, avec le texte des ouvrages, beaucoup de gravures en bois et des polytypages. On ne craint pas de dire qu'il y en a peu de bien imprimés. Cependant on croit qu'il est possible de s'approcher davantage de la taille-douce. D'abord, il est nécessaire de laisser à l'ouvrier intelligent le temps convenable pour exécuter sa misentrain, sauf à s'arranger avec l'éditeur.

3. Si l'on place des gravures ou des polytypages dans des ouvrages légers, comme poésies, on peut les tirer sans étoffes de drap, en garnissant le tympan de deux blanchets de fort satin, et d'une feuille collée mais très-unie; il faut aussi que le papier de l'impression soit choisi et exempt de boutons, car ces duretés abîmeraient souvent les gravures en raison de la petite quantité d'étoffes. On peut les bien tirer aussi en garnissant le tympan d'un satin, d'un blanchet de casimir, et d'une feuille comme ci-dessus; bien entendu en ayant soin de ne jamais laisser la marge d'une forme pour une autre (voy. ci-dessous 7).

4. Préalablement à la misentrain, il faut examiner la hauteur et l'aplomb de la gravure. Étant bien dres-

sée, on doit lui laisser à peu près un point d'élévation sur le texte. D'abord on tire sèche et en noir la première feuille de misentrain, et l'on rectifie les défauts du texte. Si la gravure foule généralement trop, on la coupe presque entièrement, à l'exception des pleins noirs, que l'on dégage légèrement à leurs extrémités. Après cette première feuille placée dans le tympan, on en tire une seconde en noir et toujours sèche, sur le foulage de laquelle on rectifie encore soigneusement les défauts du texte. Ensuite on examine les gravures : on en découpe toutes les parties saillantes, en ménageant toujours les fonds noirs; si l'on est dans la nécessité de mettre des hausses, il faut les imprimer et les découper avec beaucoup de précaution pour les placer avec non moins de justesse dans les endroits où elles sont nécessaires, et avoir le soin de se servir, pour les hausses à mettre dans le tympan, de papier uni, mince, et collé.

5. Comme il y a peu d'imprimeurs qui connaissent le dessein, il serait essentiel que le graveur communiquât à l'imprimeur les premières bonnes épreuves pour servir de guide; on pense même qu'il serait utile que le graveur l'aidât de temps en temps de ses conseils : sans ces moyens il sera toujours très-difficile d'atteindre à la perfection désirée.

6. *Clichés.* Lorsque les clichés sont arrêtés sur leurs blocs et que le registre est fait, on tire une feuille de misentrain, et l'on corrige les principaux défauts, en plaçant entre les blocs et les clichés des hausses de papier collé ou de carton mince si on le juge nécessaire: il faut rejeter pour cet usage les gros papiers et les grosses maculatures, parce que ces papiers d'inégale épaisseur portent en eux-mêmes de nouveaux défauts. Le reste de la misentrain a lieu comme sur le mobile, en plaçant dans le tympan des feuilles sur lesquelles on a découpé les parties fortes, et en posant des hausses sur les parties faibles : il est bon de se servir toujours de papier collé pour les hausses intérieures, comme on l'a dit ci-dessus 4.

7. Rien de ce qui a servi pour la misentrain d'une forme ne peut servir pour une autre. Cette observation paraît au moins superflue; cependant des ouvriers ont la manie de conserver et d'employer de nouveau la

feuille de misentrain qu'ils ont d'abord mise dans le tympan, soit pour imiter quelque imprimeur qui jouissait parmi eux d'une certaine réputation d'habileté, soit parce que le hasard dans l'essai les aura confirmés dans une fausse opinion.

MOINE, V. *Doublage* 5.

MOINS ou **TIRET** : pour son application, V. *Ponctuation* 19; pour son approche, *Approche* 6; et pour son espacement, *Espacer* 18.

MONTER LES BALLES, V. *Balles* 7.

MOULINET, ABATTAGE DU TYMPAN. — 1. Ce mouvement consiste à baisser *en un seul temps* la frisquette sur le tympan, et tous deux sur la forme.

2. Pour faire convenablement le moulinet il faut se bien placer en face du train près du tympan, saisir la frisquette, la baisser uniformément sans la pousser ni la tirer, et ne poser le pied gauche devant le milieu du train qu'à l'instant même où le tympan couvre entièrement la forme, en ayant le soin de poser le tout délicatement, car l'abattage forcé peut faire marquer quelques parties de la forme, et ce défaut occasioner des frisottements et des papillotages. L'imprimeur qui avance trop tôt le pied gauche force la frisquette, en la poussant, à dévier de la ligne droite dans sa marche, et le tympan étant ainsi baissé, elle ne manque pas de se redresser d'elle-même, et de produire aussi, par ce mouvement pour ainsi dire convulsif, des frisottements. Le même défaut a lieu lorsqu'on tire la frisquette à soi, ce qui arrive généralement quand on saisit sa *main* à pleine main : on doit donc la prendre bien légèrement du bout des doigts, conséquemment sans employer de force, en la laissant en quelque façon aller d'elle-même, en la suivant plutôt qu'en la dirigeant.

3. Aux inconvénients qui sont la conséquence d'un mauvais abattage il faut en ajouter un plus grave encore ; c'est la variation du registre, surtout quand les couplets du tympan ne sont pas très-justes : on doit donc de toute nécessité s'attacher à saisir la frisquette, comme on vient de le dire, du bout des doigts, et la baisser bien carrément.

MUSIQUE. — 1. Le celèbre typographe Fournier jeune avait fait faire un pas immense à la gravure et à la fonte de la musique par les procédés typographiques ;

et il paraît même qu'il l'avait portée au plus haut point de perfection, puisqu'aujourd'hui on ne peut en effacer les approches qu'en fondant des planches solides, ce qui fait rentrer ce procédé dans l'ordre de l'impression *tabellaire*, qui a précédé la typographie.

2. Peu importe, au reste, si la perfection des nouvelles musiques, dont l'une est due à M. Duguet, et l'autre à M. Duverger, atteignent le but; mais on craint que non, d'après des renseignements que l'on s'est procurés et dont plusieurs au reste sont patents. La musique nouvelle est composée d'abord seulement avec les notes mobiles; les portées s'y appliquent après coup, et c'est là tout le secret : puis le tout est cliché : il est donc bien vrai que cette musique est tirée d'un seul coup. — Mais pour 10 fr. tout payé un éditeur de musique peut acheter deux planches en étain, les faire graver, tirer à cent exemplaires, et rester indéfiniment possesseur des deux planches, dont l'œil est creux et bien plus durable que l'œil en relief du cliché, quoique fort beau ; ajoutons qu'avec le débit de cinquante exemplaires on a déjà un bénéfice raisonnable. — La musique dite typographique surpasse en beauté même celle de la taille-douce sur cuivre, mais ne paraît devoir convenir qu'aux tirages nombreux : tant mieux s'ils sont assez fréquents pour dédommager par le succès une invention qui a dû coûter bien des efforts.

N

NETTOYER LES ORDURES, V. *Ordures* 2 à 4.

NOIR, TENIR NOIR, V. *Couleur* 1 et 2.

NOIR DE FUMÉE, V. *Encre* 4.

NOM ET ADRESSE DE L'IMPRIMEUR, DU LIBRAIRE. — 1. L'obligation d'exprimer son nom et son adresse sur toutes les impressions, les ouvrages de ville pour la plupart exceptés, est imposée par les lois à tout imprimeur; cependant dans les villes des départements où il y en a plusieurs, la concurrence et le désir d'étendre leur clientelle les déterminent assez souvent à mentionner leur nom et leur adresse même sur les ouvrages de ville. — On fera quelques remarques sur la *construction* par laquelle on affecte depuis quelque temps d'exprimer les noms et adresses de l'imprimeur et du libraire, sur la *force des caractères* qui reproduisent l'énonciation de l'imprimeur, et sur la *place variée* qu'elle occupe et les *ornements* qui parfois l'accompagnent.

2. *Construction*. Dans *A Paris*, *CHEZ un tel*, *telle rue*, *tel numéro* (dont la construction pleine est, *On se procure ce livre A Paris*, CHEZ un tel, *demeurant dans* telle rue, *dans la maison qui porte* tel numéro), et dans *A Paris*, DE L'*imprimerie d'un tel* (dont la construction sans ellipse est, *Cet ouvrage a été imprimé* A Paris, avec les caractères et les presses DE L'*imprimerie* d'un tel), dans ces deux propositions, l'ellipse, déjà bien forte, n'occasione aucune erreur, parce que la présence des prépositions *à*, *chez*, *de*, permet de rétablir facilement les expressions retranchées; mais si l'on retranche encore ces particules mêmes, Paris (sans l'*à*) ressemble au début d'une date, le nom du libraire (sans *chez*) figure comme dans une liste de noms, et l'adresse de l'imprimeur (sans *de*) offre la répétition de son enseigne... La place particulière qu'occupent ces adresses empêche toute équivoque, dira-t-on; soit, mais on ne voit absolument aucun avantage qui milite en faveur du vice de cette construction : que, par exemple, dans un catalogue, où des centaines, des milliers d'ouvrages sont relatés avec une sévère économie d'espace, on mette à la suite de chacun l'indication du lieu, du libraire, et parfois de l'imprimeur, de cette manière, *Paris*, *Debure*, *Barbou*, ce laconisme remplit ici parfaitement son but, en ajoutant peut-être à la clarté; tandis qu'en l'appliquant isolément à une adresse au bas d'un titre même, d'une affiche, où l'espace à-coup-sûr ne manque jamais pour une préposition de plus, c'est méconnaître la grammaire, la logique, le bon usage, ou avoir l'inconvenante prétention de le fonder soi-même sans autre titre que le caprice. On objectera peut-être encore que ce laconisme intempestif est consacré par l'usage depuis plusieurs années, au point qu'à cet égard beaucoup de personnes pèchent simplement par habitude, après avoir péché pour échapper au *ridicule*; soit encore!...

3. Par compensation, quelques impressions, des affiches par exemple, portent fort inutilement la préposition *chez* avant le nom de l'imprimeur, à Paris comme

dans les départements ; cette inconvenance est assez reproduite pour mériter qu'on la signale.

4. Quand une voyelle initiale d'un prénom abrégé avant un nom, exige que la particule *de* subisse l'élision de l'*e* comme dans *De l'imprimerie* d'E. P..., l'abréviation détermine souvent à s'abstenir d'élider, et l'on met *de E.* au lieu *d'E.* : cette exception aux règles de la grammaire n'a rien de plausible qui la puisse faire tolérer ou approuver.

5. *Force des caractères.* Quand l'énonciation nominale d'une librairie ou d'une imprimerie offre plusieurs noms liés par une conjonction, comme *Treuttel et Wurtz*, il n'est pas logique de figurer la conjonction (*et*) par un œil différent de celui des noms, car bien qu'elle joue ici grammaticalement le rôle copulatif, elle s'est identifiée dans la *raison de commerce*, et fait conséquemment partie intégrante de cette raison exprimée par un nom composé.

6. Le nom et l'adresse du libraire faisant presque toujours partie du titre principal d'un ouvrage, on renvoie à l'article *Frontispice* pour la force de leurs caractères. Quant à ceux par lesquels on exprime l'indication de l'imprimeur, on fera observer que des caractères très-gros ou très-menus sont également des extrêmes employés pour viser à l'effet : il est facile de les éviter quand on a égard à la place, à la proximité, et à la corrélation des caractères du même labeur.

7. On semble préferer généralement de faire deux lignes du nom et de l'adresse de l'imprimeur, la première en majuscules, la deuxième en médiuscules, parce que, sans se rendre compte de l'effet *à la lecture*, on songe tout simplement que des lignes successives de lettres réunies offrent par leur ensemble un coup-d'œil plus agréable, plus satisfaisant, quand chacune d'elles présente comme un trait exactement et entièrement nivelé : pour qui ne voit superficiellement que deux lignes sans le moindre égard à leur valeur, à leur but, ce coup-d'œil machinal peut avoir un certain *agrément* ; mais on croit que la gradation des minuscules pour l'adresse, aux médiuscules ou majuscules pour le nom, rendrait l'exercice de la lecture beaucoup plus facile et le nom beaucoup plus tranchant, surtout quand, par rapport à l'espace et à la corréla-

tion des caractères, on est obligé d'employer un œil exigu.

8. *Place et ornement*. C'est sur le frontispice qu'on forcerait au besoin un patron de relater son nom et son adresse, en caractères moins forts que l'énonciation du libraire, immédiatement avant, ou après au-dessus du millésime; probablement cette exposition initiale servirait de stimulant à plus d'un imprimeur, et l'on ne croit pas qu'un éditeur pût s'y opposer, à moins que le frontispice, déjà très-chargé comme il arrive parfois, n'en commandât la mutation. Dans ce cas le nom de l'imprimeur s'empare souvent du milieu du verso du faux-titre ou du frontispice, où il figure quelquefois en majuscules circonscrites horizontalement par deux filets à gouttière, ou simples, tremblés, dont celui de dessus est parfois distant de sept points, et celui de dessous de neuf à dix, parce qu'on perd de vue que les majuscules, toutes longues en haut, ajoutent par en bas quelques points au blanc d'interligne et à celui du filet; quelquefois même le blanc entre les deux lignes de l'adresse, au lieu d'être moindre, est régulier avec l'un de ceux qui séparent les filets!... et voilà comme on fournit une preuve de son ignorance dans la distribution des blancs, car, bien qu'on puisse se passer tout-à-fait de filet quand le nom seul occupe une page, un filet double maigre serré ou maigre tout simplement suffirait, si d'ailleurs il n'était beaucoup plus convenable de placer le nom avec cet accompagnement au bas de l'une des deux pages verso des titres, qu'elles soient totalement blanches ou non, afin de les charger le moins possible de matière au milieu, matière dont le foulage nuit au soin particulier que par-dessus tout on porte généralement au tirage du titre et du faux-titre.

9. Beaucoup d'imprimeurs ne laissent pas de prendre le parti qu'on vient d'indiquer; mais ils figurent, sans motif plausible, leur nom et leur adresse sur une justification rétrécie du tiers ou du quart du format, en une, même en deux lignes microscopiques, surmontées d'un filet qui fort heureusement est simple et maigre, sans quoi il rendrait les lettres confuses. Ce rétrécissement, non l'exagération en plus ni en moins dans la force des caractères, semble convenir seulement dans les formats très-larges relativement à l'étendue qu'of-

frent le nom et l'adresse de l'imprimeur, ou lorsque le besoin de ménager l'espace est impérieux.

10. Si, comme on l'a dit plus haut, l'accompagnement d'un filet à gouttière, ou d'autres ornements, rend confuses les lettres microscopiques par lesquelles on figure une adresse et un nom sur une justification *écourtée*, que dira-t-on des mêmes caractères qui, remplissant un objet semblable, sont enchâssés dans le bas d'un large cadre formé principalement de vignettes, dans lesquelles ils sont pour ainsi dire confondus, un blanc très-mesquin les dégageant à peine!... S'il n'y a pas d'autre place pour recevoir le nom et l'adresse, ce qui est bien rare, qu'ils y soient exprimés au moins en caractères assez gros et assez fortement dégagés pour être aperçus facilement et lus sans fatigue. Pourquoi se cacher lorsqu'on veut être vu! cette espièglerie ne devrait-elle pas appartenir exclusivement aux Grâces?...

Quant à l'adresse quelconque d'une circulaire qu'on désire imprimer en même temps sur une page verso, voyez *Marge* 8, partie finale.

NOMBRES. Dans chaque imprimerie et pour chaque ouvrage, on donne ordinairement une règle pour mettre en chiffres telle espèce de nombre, et en toutes lettres telle autre espèce, comme les sommes d'argent, les mesures, poids, différenciés des nombres ordinaires dans le discours suivi, la narration, etc.—Presque toujours ces indications sont incomplètes faute d'y joindre les exceptions ; mais on insiste à leur égard, parce que souvent les corrections qui en sont la conséquence sont plus ou moins funestes au compositeur, qu'ordinairement on ne veut point rétribuer quoiqu'il ne soit pas fautif. — C'est un mal que des protes, des correcteurs, doivent éviter avec soin, puisqu'il a toujours pour effet une injustice plus ou moins préjudiciable.

NOTES ET LEURS RENVOIS. — 1. Les notes peuvent être partagées en deux espèces par rapport à la place qu'elles occupent dans un ouvrage, 1° celles du bas des pages, qui offrent aussi des notes de notes, et 2° celles qui sont renvoyées à la fin d'une partie, d'un chant, etc., ou d'un volume. — On a parlé, notamment à l'article *Titres et sous-titres*, de la proportion relative du caractère des notes de la première espèce; ici l'on ne s'occupera donc d'abord que de leur *séparation* du texte et de leur situation relative accidentelle, puis de leurs *signes de renvoi*, en mentionnant en même temps quelques cas particuliers qui les affectent; enfin on fera des remarques sur celles de la seconde espèce ou *notes renvoyées à la fin*.

2. *Séparation*. Il est presque impossible d'observer quelque régularité dans le blanc séparatif des notes, surtout quand elles ne sont point coupées par un filet: d'un autre côté, ce filet est vraiment superflu quand le texte est régulier par le caractère, car alors la distinction du blanc seul est fort tranchante. Si le texte en dix est interligné de deux points, une ligne de note en huit ne sera pas assez séparée par la différence de blanc que lui laisse la ligne de texte qu'elle remplace, car ce blanc ne sera que de quatre points; si l'on y ajoute une seconde ligne de texte pour augmenter le blanc, il sera de seize points, conséquemment trop fort: placez un filet, et par le moyen du partage du blanc qu'il exige, les différences d'une page à l'autre seront beaucoup moins frappantes, toutes autres choses étant d'ailleurs égales. — On n'insiste pas ici sur la nécessité de ce filet, on se borne à faire remarquer son utilité quant à l'irrégularité des blancs seuls.

3. Le filet séparatif sera nécessaire si le texte est quelque peu mélangé de caractères au-dessous de son corps; car les endroits où les variations ont lieu portent généralement déjà un certain blanc, et si ce blanc était près de celui de la note, dont le caractère n'a qu'un point ou deux de moins que le caractère contigu, les distinctions successives seraient trop peu sensibles et prêteraient à la confusion, qu'il faut éviter. Mais le blanc de dessus le filet sera toujours un peu plus fort que celui de dessous, parce que le filet n'a de rapport qu'avec la note.

4. Plusieurs notes successives peuvent généralement comporter ou non un petit blanc entre elles si elles sont sans accident de sous-titres, mais ces blancs sont de rigueur si elles ont cet accompagnement; dans ce cas les blancs des diverses notes successives doivent coïncider entre eux, et être moins sensibles que celui qui sépare le filet de la première ligne de note.

5. Les notes de notes ne sont jamais séparées des notes par un filet, mais par un simple blanc d'une force qui peut équivaloir à celui qui sépare la première ligne de note du filet ; les autres blancs qui pourraient survenir doivent avoir la coïncidence précitée. Les notes de notes sont toujours placées à la fin de la page, quel que soit le nombre des notes de cette page.

6. Les notes qui ne peuvent tenir sur la page où elles ont commencé, prennent d'abord leur place sur la page suivante, avant les nouvelles notes à venir : mais la note de note continuée à la page suivante doit encore terminer cette page. — On les partage en deux parties égales sur deux pages en regard, du moins autant que ce partage est possible. — Quand une d'elles est très-considérable, elle est aussi partagée par portions égales jusqu'à sa fin, mais il convient de laisser au moins deux lignes de texte en tête des pages sur lesquelles elle règne.

7. Parfois un tableau du texte renvoie à une note qui est encore un tableau : certes celui de la note doit être en caractère et en filets moins expressifs que ceux du texte, mais il est très-difficile de donner à tous les deux un aspect qui frappe assez les yeux pour marquer distinctement leur rôle réciproque, surtout s'ils sont contigus et encadrés : cette difficulté ne peut être levée que par un changement dans la rédaction. — Lorsqu'un tableau qui a été accidentellement élargi est en contact avec la note à laquelle il renvoie, la note dans ce cas seulement pourra à la rigueur prendre la largeur du tableau.

8. Les notes ou fin de note qui doivent porter sur une page qui forme une queue quelconque, doivent être rapprochées du texte comme aux pages pleines, que cette queue porte ou non l'expression *fin du.....*, ou qu'elle soit ornée d'un filet de coupure ou de chute, ou enfin qu'elle comporte le blanc tout nu.

9. *Signes de renvoi.* Il semble qu'on ait épuisé les manières multipliées de figurer les renvois de notes. Autrefois on se servait de minuscules italiques du corps du texte, accompagnées de parenthèses, quand les notes étaient fréquentes ; lorsqu'elles l'étaient moins, la minuscule était remplacée par l'astérisque entre parenthèses ; on doublait l'astérisque pour une seconde

note de la même page, mais pour la troisième on plaçait une croix, et pour la quatrième un pied-de-mouche. Plus tard on s'est servi simplement des chiffres du corps entre parenthèses; et cette manière satisfaisait si bien au besoin du lecteur ainsi qu'aux facilités du travail, qu'elle était devenue la plus commune; mais comme l'usage le plus raisonnable semble avoir tort par cela seul qu'il s'est généralisé, la mode a dit *C'est vilain;* aussi de nos jours, pour échapper à ce reproche, on emploie tantôt les chiffres supérieurs, tantôt les minuscules supérieures italiques ou romaines, le tout avec une ou deux parenthèses du corps ou supérieures aussi, ou même sans aucune espèce de parenthèses; et si l'on veut bien faire encore usage de l'étoile, on se garde bien de l'accompagner de parenthèses, sans doute parce que le renvoi de la page que l'on quitte assez souvent pour lire la note, serait *trop facilement retrouvé!*... Comment donner son adhésion à des figures si exiguës, lorsqu'on a la conviction qu'elles occasionent au lecteur de ces petites recherches, de ces petits embarras, plus ou moins fréquents et intolérables, et qu'il est de devoir rigoureux de lui éviter par tous les moyens possibles? Sans doute que les notes ont moins de valeur que le texte, mais quelle que soit leur importance relative, il faut que l'intention de l'auteur soit réalisée à leur égard; c'est dire que le renvoi de la note ne doit pas être noyé dans la page, mais qu'il doit être assez saillant pour ne pas échapper à la vue, et qu'après avoir quitté le texte pour lire la note, les yeux doivent retrouver facilement l'endroit où il faut reprendre pour poursuivre, sans obliger à tenir le doigt sur cet endroit durant l'interruption.

10. De ce qui vient d'être dit on conclut que les minuscules et les chiffres supérieurs sont trop mesquins pour figurer des renvois de note, surtout quand ils sont dépourvus de parenthèses quelconques; qu'on réussit mieux avec l'astérisque entre parenthèses quand les notes sont rares, car on ne peut tout au plus que doubler l'étoile s'il y a deux notes dans la même page, ce qui prend déjà trop de place et empêche d'ailleurs l'alignement vertical à gauche aux débuts des notes successives dont chacune ne fait qu'une ligne; et qu'enfin l'on doit préférer, toutes les fois qu'il y a beau-

coup de notes, les chiffres et les parenthèses du corps, comme offrant d'abord un signe très-distinct au lecteur sans affecter aucunement sa vue, qu'il importe beaucoup plus de satisfaire avant tout; puis une exécution facile et plus rapide dans le travail de la misen-pages.

11. Plusieurs sortes de notes peuvent être renvoyées concurremment au bas des pages: celles de l'auteur, et celles de l'éditeur, ou commentateur, ou réviseur; souvent alors, pour ne pas terminer alternativement les notes par l'énonciation continuelle de leurs sources, on adopte simplement un signe de renvoi distinctif pour chaque sorte. — Plusieurs signes de renvoi identiques peuvent être répétés dans la même page, quoiqu'une seule note corresponde à ces renvois divers, car dans cette hypothèse la note elle-même n'est autre qu'une citation, une particularité, un développement, une explication, qui convient également aux différents points de renvoi.

12. Les renvois du texte à des notes marginales n'ont plus guère lieu qu'à l'égard des réimpressions d'auteurs anciens; ces renvois doivent aussi être particularisés, mais leurs notes ne diffèrent des autres qu'en ce qu'elles rentrent dans la catégorie des additions sous le rapport de la justification et de leur position; quant à leur caractère, il doit être gradué d'après la valeur relative.

13. Les renvois des notes de note doivent à leur tour être distingués convenablement de tous les autres, en diminuant toutefois leur expression coïncidemment avec la progression descendante des caractères: c'est-à-dire que si une note a pour signe de renvoi un astérisque entre parenthèses, le renvoi de la note de note qu'elle comportera ne sera pas un chiffre ou une minuscule du corps entre parenthèses, parce que cette figure serait plus expressive que celle du renvoi de la note même.

14. Quand une note ne débute pas par un simple alinéa, mais par un court sommaire qui porte quelque blanc horizontalement, par un vers fortement rentré, ou même par une date portée seule à droite, on éprouve de l'embarras à placer convenablement le renvoi à la note même; aussi varie-t-on beaucoup à l'égard de ce

placement : tantôt le signe est placé nuement à gauche ; tantôt il est rapproché du sommaire court, ou du vers rentré, ou de la date ; tantôt enfin on le voit à sa place naturelle à gauche mais lié à ces divers objets par des points conducteurs. Les points conducteurs paraissent tout-à-fait convenir ici, car ils permettent de placer le renvoi précisément où le lecteur doit le chercher, et partout ailleurs il serait moins évident ; l'usage exceptionnel de points conducteurs est d'ailleurs innocent, et provoqué par une particularité que l'auteur éviterait facilement s'il la prévoyait, mais qu'au surplus il peut corriger aux épreuves ; que si l'on répugnait à se servir de ces points, il vaudrait encore mieux laisser tout le blanc inoccupé que de déplacer le signe de renvoi.

15. Le renvoi de la note peut être appliqué dans le texte au début d'un alinéa, d'un sommaire, d'une date : c'est lorsque la note y a trait préalablement, lorsque la particularité ou l'explication qu'elle contient doit être sue du lecteur *avant* qu'il prenne connaissance de ces parties : on a vu quelques personnes hésiter à suivre à cet égard les indications d'une copie, dans la crainte de donner l'apparence d'une note à la partie du texte où le renvoi devait être appliqué ; c'est que la véritable intention de l'auteur leur échappait.

16. *Notes renvoyées à la fin.* Si l'on a insisté pour faire rejeter des pages du texte des signes presque imperceptibles pour le renvoi au bas des pages, à plus forte raison demandera-t-on des signes très-prononcés pour renvoyer à des notes réunies en série à la fin d'une partie ou d'un volume, surtout si les autres renvois sont d'une expression convenable : des majuscules romaines ou italiques du corps, entre parenthèses, ne paraissent pas trop fortes pour cet usage, car bien qu'on puisse lire de suite ces notes réunies, bien qu'elles débutent souvent par une partie de la phrase avec laquelle elles ont un rapport plus ou moins direct, et bien que la pagination indique aussi le lieu du renvoi, cependant on peut être disposé à feuilleter le texte concordant durant leur lecture, et la force d'œil en question favorise cette recherche accidentelle. — Ces majuscules ne représentant ni sens grammatical ni aucune abréviation, seraient abusivement suivies du point.

17. Des notes renvoyées à la fin sont nécessairement d'un œil inférieur à celui du texte; mais elles peuvent être de même force ou plus fortes que celles du bas des pages, parce que leur réunion les affranchit de la gradation rigoureuse à laquelle sont soumises les autres par rapport à leur voisinage constant avec le texte. — Selon l'occurrence, les diverses notes réunies à la fin sont séparées par des blancs réguliers, et leurs renvois doivent de préférence être placés à gauche et rentrés simplement comme l'alinéa.

NULLITÉ. Quant à sa forme, voy. *Approche* 6, partie finale.

NUMÉROS CORRESPONDANTS. L'on a cru devoir, dans cet article, avertir certains imprimeurs que lorsque des numéros de parties, livres, chapitres, sont renvoyés, ils doivent, dans tout l'ouvrage, être figurés d'une manière très-conforme, c'est-à-dire que si, à la place où ils jouent leur principal rôle, ils sont figurés en chiffres romains majuscules, médiuscules ou minuscules (romains ou italiques), ils doivent être figurés identiquement par le renvoi, mais non en chiffres arabes; et réciproquement.

O

OEIL DES FILETS, V. *Filets* 3 *et* 4.

OEIL DE LA LETTRE, V. *Lettre* 2 *à* 4.

ONGLET. — 1. Terme usité dans les arts et métiers, et qui a partout une signification analogue : en brochure et en reliure, c'est proprement la partie du pli qui dépasse la moitié du blanc de fond d'un seul feuillet d'impression, destiné à y faire recevoir une couture tout comme on la fait au pli de fond d'un feuillet double; de là ce terme a été étendu en imprimerie au feuillet simple, quoique la plupart du temps on n'y laisse ou on ne puisse y laisser que trop peu de blanc au fond pour fournir l'étoffe nécessaire à ce pli, et que pour cette raison on soit obligé de coller le feuillet au lieu de le coudre, ce qui produit souvent des traces de malpropreté, et dans tous les cas fixe moins solidement le feuillet.

2. L'onglet est inévitable dans les formats dont la quantité de pages ne peut être divisée par le nombre

quatre; dans la demi-feuille in-18, par exemple, il y a nécessairement un onglet, parce que dans 18 il y a 4 fois 4 plus 2.

3. Quand il faut réimprimer des feuillets simples pour faire disparaître des fautes, bien que l'économie indique l'usage de l'onglet, on aime mieux généralement en éviter les inconvénients en lui substituant le carton, c'est-à-dire qu'on joint au feuillet des deux pages à réimprimer, les deux pages du second feuillet qui tient au premier par le pli, lesquels deviennent ainsi un carton; à moins que l'onglet soit inévitable. On marie les onglets comme les cartons : voyez *Cartons* 2.

4. Les libraires ou éditeurs comprennent souvent l'onglet sous la désignation de cartons, parce qu'ils nomment *cartons* toutes les parties de feuille qu'ils font réimprimer pour cause de correction.

OPÉRATIONS. — 1. On nomme particulièrement ainsi des compositions en plus petit caractère que le texte, où des chiffres simples ou compliqués de fractions ont une disposition de colonnes conforme aux opérations arithmétiques, qu'elles soient séparées ou non par quelques filets perpendiculaires; on nomme encore ainsi tout paragonnage un peu compliqué, avec ou sans accolade, qu'il occupe toute l'étendue de la justification ou seulement une partie.

2. Si des opérations à deux colonnes, par exemple, ont quelque suite continue, et que chaque colonne ait une tête dominante quoique non coupée par un filet horizontal, mais que les opérations partielles qui se succèdent une à une en regard soient coupées verticalement par des bouts de filet et précédées chacune d'un sommaire en longue ligne, il faut que ce filet ait l'œil demi-gras ou double maigre, sans quoi il serait trop peu sensible pour dessiner aux yeux la tranche qui doit faire rester présente à l'esprit du lecteur la distinction établie par chacune des deux têtes diverses de colonne.

ORDURES SOUS PRESSE. — 1. Des corps étrangers qui se déposent sur la forme pendant qu'elle est découverte, des parcelles de papier qui se détachent par l'effet du tirage, ou de bois qui s'échappent des coins et des biseaux surtout quand on se sert de marteaux en fer, des gouttes de suif figé déposées maladroitement sur le papier lors de la dernière manipulation dans les fabriques, l'encre qui s'accumule sur la forme aux bords des pages, et principalement aux lignes et aux lettres isolées dont l'œil a souvent peu de creux, telles sont la plupart des causes qui produisent les ordures, et qui doivent suffisamment engager les imprimeurs à exercer une surveillance active.

2. Mais il en est qui savent bien peu nettoyer une lettre, car autant de nettoyées presque autant d'endommagées. Pour déboucher ou nettoyer une lettre, il faut d'abord l'éclaircir en posant dessus un papier non collé, et frotter avec le doigt par-dessus : cela vaut mieux que de passer seulement le doigt sur l'œil, parce qu'avec le doigt, outre qu'on le salit, on graisse la lettre pleine ainsi que ses voisines, et par-là ces lettres ne viennent que très-peu à la première feuille qu'on tire. La lettre éclaircie, on suit ses divers contours avec une épinglette, et on enlève l'ordure après l'avoir engagée à la pointe, en soulevant le tout perpendiculairement, sans quoi l'on abat presque toujours une partie quelconque de l'œil. On recommence au besoin avec l'épinglette.

3. Un manuel recommande de se servir d'un *cure-dent* pour nettoyer la lettre qui *vient à s'emplir* ; oui si l'ordure peut obéir aux faibles efforts de cet instrument; mais comme elle résistera probablement cinquante fois sur une, parce que, s'étant formée insensiblement par plusieurs tirages plus ou moins éloignés, elle est nécessairement d'une consistance dure et tenace, et comme il faut pour l'extirper une force qui suffit aussi pour endommager l'œil, on est réduit ici à persister dans l'emploi de l'épinglette avec les précautions qu'on vient d'indiquer, sauf à faire usage d'une plume partout où elle pourra réussir.

4. Au reste, il arrive souvent qu'un imprimeur se décide à faire changer une lettre pleine au lieu de la nettoyer; et s'il s'agit d'un certain groupe de lettres pleines ou graissées d'une manière quelconque, de vignettes, fleurons, clichés, enfin d'un œil dont le creux est pour ainsi dire insuffisant, on donne un bon coup de brosse sous presse, après avoir eu la précaution de retirer la lessive en secouant la brosse et en la frappant

sur du papier non collé ; on décharge ensuite la forme plusieurs fois, et l'on tire quelques mauvaises feuilles pour donner à l'encre le temps de reprendre sur la lettre. — S'il ne s'agit que d'un bas de page ou d'une ligne isolée en petit caractère, on prend du bout du doigt un peu d'essence de térébenthine, que l'on passe sur la ligne encrassée ; on pose ensuite du papier non collé dessus ; on appuie avec force le doigt, en le promenant à diverses reprises dans toute l'étendue de la ligne, et ayant soin de changer le papier de place : quand il ne reste plus sur ce papier que le foulage sans aucune trace de noir, on est assuré que la ligne est bien propre. On tire alors une mauvaise feuille pour faire prendre l'encre.

ORIGINE DE L'IMPRIMERIE, V. *Imprimerie* 3.

ORTHOGRAPHE. En général, rien de si incohérent, de si contradictoire, que les diverses orthographes des dictionnaires, des modernes surtout ; et cela n'est pas étonnant, parce qu'en général on y admet tous les mots indistinctement que l'usage consacre, sans le moindre examen, sans la moindre critique, quoique l'usage actuel ne soit proprement que le hasard, la légèreté, et rarement le fruit d'une recherche sérieuse et judicieuse. Que les langues n'aient eu d'autre origine que le besoin et le hasard, cela se conçoit ; mais depuis qu'elles ont été classées et soumises à des principes tirés de leurs éléments informes et épars, on ne conçoit guère comment de nos jours les lexicographes consacrent dans leurs vocabulaires une manière d'orthographier essentiellement vicieuse que réprouve la plus simple observation philologique. Par exemple, pourquoi écrit-on *carré* avec le *c*, lorsque par rapport à la prononciation il faut conserver la racine *qu* dans qu*adragénaire*, et que d'ailleurs une foule de mots la conservent sans cette raison ? pourquoi admet-on le mot *tems* dépourvu du *p*, sans avoir fait remarquer l'irrégularité qu'offre ainsi ce mot avec *tempérer*, *tempestif*, *temporaire*, *temporel*, etc., où le *p* ne saurait être retranché de la racine ? pourquoi écrit-on *assujettir*, *sujette*, avec le doublement du *t*, lorsqu'il est de toute impossibilité de le doubler dans *sujétion* ? pourquoi supprime-t-on cette même lettre dans *accidens*, quand il faut la maintenir dans *accidentel*, etc. ? d'où l'on a établi inutilement une exception funeste dans la règle d'appliquer le pluriel dans les substantifs terminés en *ent*, puisqu'au pluriel il faut conserver par exception le *t* dans les *vents* et une certaine quantité d'autres mots. Quelle irrégularité non moins choquante dans l'application capricieuse qu'on fait du trait d'union aux locutions adverbiales, comme *tout-à-fait*, *tout à coup!* etc. Ce n'est point le lieu d'en dire davantage à l'égard des contradictions orthographiques; on se bornera à recommander d'être sur la défiance à cet égard, et de tâcher d'arriver à une certaine uniformité raisonnée qu'il est presque impossible de trouver dans nos lexiques modernes, que les anciens cependant ne peuvent pas remplacer.

OUVRAGE DE VILLE ou **ÉVENTUEL**.—1. C'est toute impression qui a pour but d'utilité l'usage populaire accidentel, comme les affiches, billets de naissance, de mariage, de décès, adresses, factures, circulaires, etc. (A l'égard du tirage, voyez particulièrement *Faire la marge* 10.)

2. Dans les affiches on peut varier diverses espèces de caractères de fantaisie, tels que les gras, l'égyptienne, la gothique allemande, en les espaçant, les interlignant et les blanchissant beaucoup plus que le type ordinaire, sans quoi ces caractères offriraient des masses très-compactes, où par le fait on semblerait s'être attaché à produire l'effet opposé à celui qu'on désire obtenir par cet assemblage, résultat diffus dont la vue d'un homme de goût peut être offensée journellement, et qui devrait être exclusif à l'impression lithographique : il vaut infiniment mieux se servir du type ordinaire quand l'abondance de la matière ne permet pas de blanchir suffisamment. Si dans les affiches on joignait des caractères d'*écriture* aux gras, bien qu'on dût blanchir fortement, les derniers neutraliseraient les premiers, et cet effet serait d'autant plus complétement atteint si les blancs étaient exigus; la ronde y figurerait avec le moins de désavantage. — Lorsque la matière d'une affiche est composée en caractère ordinaire, une ligne de gras par-ci par-là peut être fort convenable, et mieux atteindre le but que ne le ferait le type ordinaire.

3. Dans les billets de naissance, de mort, les cartes de visite, d'adresse, les factures, circulaires commer-

ciales et autres, etc., si l'on n'adopte le caractère ordinaire, il convient de faire usage de l'anglaise en la nuançant seulement avec la ronde et la gothique moderne, parfois même avec les majuscules du type ordinaire; car pour le coup la gothique allemande et la très-lourde égyptienne nuiraient trop par leur présence à l'élégante anglaise.

4. Chaque fois qu'un ouvrage de ville doit être gardé, il faut en le composant éviter le plus possible d'employer des sortes rares, soit pour la lettre, soit pour les blancs. — S'il y a des expressions qui sont censées être tracées à la main, ou qui attendent un remplissage, telles que des *visas*, ...^e *cahier*, ...^e *livraison*, il convient de les figurer en caractères d'écriture ou en minuscules italiques; s'il s'agit de talon ou souche pour reçus ou registres, où une certaine diffusion est recherchée dans la figure des mots qui doivent être ultérieurement séparés par des coups de ciseaux, ces mots sont ordinairement composés en majuscules de l'écriture.

5. Quand une affiche fait plusieurs feuilles, un chiffre assez fort au haut de la marge à gauche indique l'ordre numérique de chacune d'elles; excepté la dernière, les autres doivent être terminées par un filet maigre ou autre tout près des lignes, lequel guide les ciseaux pour abattre la marge, parce que la première feuille doit être collée sur la marge de tête de la seconde, la seconde sur la troisième, etc.; le numéro d'ordre guide l'afficheur.

6. Quiconque sait bien convenablement nuancer un titre complet, sait aussi bien faire une affiche. Ce qui manque presque partout à cet égard, c'est, comme on l'a dit plus haut, une bonne distribution des blancs, et même plus encore la force des blancs; sans doute que des distances très-fortes rapetissent l'œil, mais des blancs très-faibles amènent la diffusion et neutralisent par conséquent la valeur relative des caractères. Si l'on avait en abondance des minuscules de très-grande dimension, la plupart du temps elles feraient plus d'effet même en sommaire que des binaires multipliées en nombreuses lignes de titre peu blanchies.

P

PAGES BLANCHES, QUEUES. — 1 Les pages blanches doivent toujours présenter, par leur confection, toute la quadrature de la page pleine, c'est-à-dire commencer et finir par une ligne de cadrats; avoir de distance en distance, entre des blancs quelconques qui peuvent être plus étroits, d'autres lignes de cadrats pour bien marquer la largeur, et assez nombreuses pour la bien maintenir; la longueur de la page doit aussi être bien semblable aux pages pleines (voyez *Justifier* 11). On remarquera ici que, par exception, les lignes de cadrats justifiées fort doivent être préférées aux interlignes et même aux lingots, surtout quand plusieurs pages blanches sont contiguës de côté, parce que l'interligne et le lingot ayant quelque jeu dans le composteur, la page où ils forment les appuis de côté extrêmes est nécessairement quelque peu faible en largeur relativement à la page pleine, eu égard à l'élasticité des lettres non complètement réduite par le serrage. Ces pages blanches ainsi figurées sont généralement indispensables à l'imprimeur pour compasser les blancs de marge et pour faire sa marge et son registre.

2. On en dira autant des queues sous le rapport du remplissage et de la justification : par exemple, si, de quatre pages de titres in-8°, ou de quatre pages in-4° imposées dans une ramette, aucune ne marque la tête et le pied, ou qu'il n'y en ait qu'une, d'où l'imprimeur partira-t-il pour compasser les têtes et marger? et des difficultés analogues peuvent être causées par le même vice dans beaucoup d'autres cas, surtout dans les ouvrages de ville.

3. Les pages blanches ne peuvent être supprimées que dans l'in-folio, par exemple, dans l'in-4°, et généralement lorsqu'il reste d'ailleurs assez de pages pleines pour guider l'imprimeur dans ses besoins, comme dans une demi-feuille de ce format où les pages 1 et 3 sont pleines, parce que la position relative de ces pages a fixé la marge de tête, et que celle de fond l'est également par la distance observée en imposant.

PAGES COURTES ET PAGES LONGUES. — 1. La page courte et la page longue sont proscrites des ouvrages de luxe; mais comme le luxe dans les impressions n'est jamais qu'un accessoire, qu'en conséquence il y doit céder le pas à l'utile, la plupart des ouvrages admettent également les deux pages ainsi modifiées par leur dimension verticale. Cette modification, sensible à raison de la force du caractère du texte, est nécessairement affaiblie par la décroissance du type et celle de l'interligne; elle est donc tolérable dans les caractères moyens et presque inaperçue dans les petits, quand surtout les justifications sont grandes : aussi ne s'en fait-on pas faute. Ce n'est pas qu'on les approuve comme une perfection, mais on les considère comme un fait naturel et fort tolérable chaque fois qu'on ne peut l'éviter par des moyens ordinaires, ou qu'ils donnent lieu à des remaniements dont les frais influeraient d'une manière funeste sur la modicité du prix qui s'accorde avec le but particulier de l'ouvrage même.

2. On croit que l'on met trop d'importance au sujet de ces pages; cependant, puisqu'il y a dissidence sur la manière de les doubler, la coutume générale les faisant tomber *en registre*, tandis que quelques exemples offrent ces pages *en regard*, on va tâcher d'apprécier ces deux manières assez opposées.

3. Quand on fait tomber la page courte ou longue *sur la retiration* également courte ou longue, à-coup-sûr c'est dans le but unique de dissimuler cette inégalité dans la longueur, et l'on pense y réussir parce qu'on évite de faire paraître sur le recto ou le verso le foulage de la dernière ligne, regardé comme le seul indice capable de déceler une page longue. — Lorsque, au contraire, on fait tomber *en regard* deux pages courtes ou longues, on a le même but que ci-dessus, mais on pense l'atteindre complètement ou beaucoup mieux, parce que deux pages en regard, qu'on ne saurait pour ainsi dire mieux rapprocher comme objets de comparaison, rendant la différence de longueur on ne peut plus frappante, on évite cette évidence en offrant sur le même alignement régulier les deux fins de la page en regard; et l'on ne tient nul compte du foulage des deux lignes sur les pages réciproquement opposées, parce que ces traces restent inaperçues par la foule des lecteurs, ce qui prouve presque leur peu d'apparence surtout quand le foulage en a été abattu. S'il fallait ajouter ici l'autorité de l'exemple, on citerait la typo-

graphie de Mr P. Didot, où l'on faisait tomber en regard les pages courtes dans les labeurs courants : c'est là un petit progrès que l'opiniâtre habitude repousse encore

PAPIERS. — 1. Un imprimeur n'a pas besoin de connaître combien il y a d'espèces de papier dans chaque format, encore moins leur exacte provenance et leurs poids variés ; mais il est essentiel qu'il connaisse les noms des formats et leurs dimensions. Le tableau suivant satisfait complètement à ce besoin ; la mesure de chaque papier y est prise sur le format de fabrique, c'est-à-dire ouvert.

NOMS DES PAPIERS.	HAUTEUR.	LARGEUR.	
	pouces.	pouces.	NOTA. Ces grandeurs sont prises sur papier d'Auvergne. Il y a une différence peu sensible entre elles : le papier d'*Annonay* est plus grand que celui d'*Angoulême*, comme celui d'Angoulême dépasse celui d'*Auvergne*.
Pot	12. . .	15.	
Tellière	12. . .	16.	
Couronne	13. . .	17.	
Petit à la main. . .	13. . .	19 $\frac{1}{2}$.	
Ecu	14 $\frac{1}{5}$. .	18 $\frac{1}{2}$.	
Carré et Coquille .	15 $\frac{3}{4}$. .	20.	
Cavalier	16 $\frac{1}{2}$. .	20 $\frac{1}{2}$.	
Grand-Raisin. . . .	17. . .	22.	
Jésus	19 $\frac{1}{2}$. .	26.	
Chapelet et Soleil. .	21. . .	29.	
Colombier	21 $\frac{3}{4}$. .	32.	
Grand-Aigle	26. . .	38.	
Grand-Monde . . .	29. . .	44.	

2. On n'a pu comprendre le papier mécanique dans ce tableau, parce qu'on le fabrique d'une longueur indéfinie et qu'en conséquence on le dimensionne après coup sur les formats indiqués. On fera seulement remarquer qu'il est entièrement fabriqué en coton, qu'il est plus ou moins pelucheux, beaucoup moins fort que le papier fabriqué à la main, et désavantageux encore en ce que l'un des côtés porte l'empreinte de la toile sur laquelle il pose lors de sa fabrication. Cependant

il tend à l'envahissement dans le commerce; une machine nouvelle et récente a permis de mêler du chiffon de lin avec le coton, ce qui diminue sensiblement sa faiblesse.

PAPIER DE CHINE : pour sa préparation et son tirage, voy. *Tirage concurrent* 4.

PAPIER DE DÉCHARGE, V. *Décharge*.

PAPIER PIQUÉ, V. *Détacher le papier* et *Étendage* 2.

PAPILLOTAGE, V. *Doublage* 6.

PAQUETIER. — 1. C'est un ouvrier qui concourt à la composition d'un labeur confié à un metteur en pages.

2. Il doit aller chercher la distribution et la copie, et tenir du metteur en pages tous les renseignements relatifs à cette copie, et à l'orthographe particulière à suivre. — Il ne doit pas quitter son travail sans en avoir prévenu le metteur en pages, et surtout sans avoir désigné quelqu'un pour corriger à sa place, car ces fonctions en général doivent être exécutées sans le moindre retard. — Si des paquets se transforment en pâté pour avoir été mal liés, il est passible de la recomposition; il l'est également du déblocage s'il a bloqué sans autorisation préalable, et du rétablissement convenable de sa composition s'il y a mêlé par erreur quelque corps étranger, ou bien un œil étranger sans autorisation particulière. — Il n'est tenu à aucune indication étrangère à la composition, qui aurait pour but de marquer au metteur en pages la place de titres, d'opérations, de notes, etc., dans ses paquets. — Voyez au surplus *Metteur en pages* 1, 3, 4, 8-4°, 10, 12, 13, 15, où les relations plus directes entre le paquetier et le metteur en pages sont relatées.

PAQUETS A TREMPER, V. *Magasin* 4 à 7.

PARANGONNER. Du substantif *parangon*, modèle, comparaison. C'est justifier sur un ou sur plusieurs corps d'une certaine force, un plus grand nombre de corps moins forts, comme lorsqu'on aligne en pied l'œil d'une lettre binaire avec celui d'une lettre médiuscule plus faible de corps, qu'ensuite on justifie sur la binaire moyennant des interlignes ou autres blancs; ou lorsqu'on réunit simplement plusieurs blancs, cadrats ou autres, afin de réaliser juste la force d'un seul autre blanc : il ne faut donc pas confondre le parangonnage avec l'alignement.

PARENTHÈSES : pour l'application V. *Ponctuation* 17 et 18 ; pour son approche *Approche* 6 ; et pour son espacement *Espacer* 18.

PASSE, V. *Chaperon*.

PATÉ. Mélange de lettres du même caractère ou de divers caractères. Dans les ateliers où les ouvriers malpropres sont surveillés à cet égard, ils vont parfois jusqu'à se débarrasser de leurs pâtés en les plaçant inostensiblement dans les casses de leurs voisins, dans celles de la conscience, ou ailleurs, surtout quand ils quittent une imprimerie; et par-là ils trouvent toujours moyen d'échapper au moins partiellement à cette surveillance.

PEAUX DE VÉLIN : pour leur préparation et leur tirage V. *Tirage concurrent* 3.

PETITES CAPITALES, V. *Majuscules* 1 à 4.

PINCE OU BRUXELLE, V. *Corriger sur le plomb* 5.

PLOMB DE HAUTEUR, V. *Bois de hauteur* 5.

POINT : V. *Ponctuation* 13 pour son application, et pour son espacement *Espacer* 17.

POINT DE RÉTICENCE : pour son application V. *Ponctuation* 16, et pour son espacement *Espacer* 17.

POINT DE SUSPENSION : V. *Ponctuation* 16 pour son application, et *Espacer* 17 pour son espacement.

POINT EXCLAMATIF OU PLUTOT INTERJECTIF : quant à sa dénomination et à son application, V. *Ponctuation* 4 et 14 ; *Espacer* 17 pour son espacement, et *Approche* 6 pour son approche.

POINT INTERROGATIF : V. *Ponctuation* 15 pour son application, et *Espacer* 17 pour son espacement.

POINT-VIRGULE : quant à son application V. *Ponctuation* 10, et pour son espacement *Espacer* 17.

POINTS CONDUCTEURS OU CARRÉS. — 1. On les nommait autrefois *carrés* parce que chacun d'eux était fondu sur une tige de la force du cadratin. Depuis long-temps on ne les fond plus que sur l'épaisseur du demi-cadratin ; beaucoup d'imprimeurs même les remplacent par le point d'épaisseur ordinaire, sauf à y ajouter un blanc quelconque, parce que tous les points de la fonte peuvent servir ainsi de points conducteurs, au lieu qu'avec le blanc il faut se contenter seulement ou des uns ou des autres, ou s'exposer à des irrégularités forcées si l'on se sert à la fois des uns et des autres.

2. Tantôt le point conducteur est sur sa tige entre deux blancs d'approche égaux ; tantôt tout le blanc est à droite : il est étonnant qu'on ne le fasse pas porter tout à gauche, car cette situation coïncide le mieux avec son emploi (voy. *Aligner* 7).

3. Les points conducteurs sont inutiles pour ainsi dire lorsque dans un tableau à colonnes les lignes correspondantes ne sont pas en alignement régulier avec les points conducteurs qui y aboutissent, par exemple, quand la troisième ligne d'un article est terminée par ces points, et que la ligne qui y correspond dans la colonne suivante est au niveau de la première ligne de l'article précédent.

POINTS TYPOGRAPHIQUES. — 1. C'est la division des corps de caractères en parties égales et déterminées. Aujourd'hui nous avons deux gradations d'œil, celle qui a été déterminée d'après le *prototype*, et celle qui a été fixée d'après le *typomètre* ; voyons quel avantage nous donne le dernier sur le premier.

2. Le caractère nommé *nomparcille*, dont le corps a l'étendue de la ligne du pied de roi, comporte six de ces points. Cette division a l'avantage de marquer à la fois et les proportions particulières des caractères et leur corrélation, ou leur ordre numérique et leur signalement : tandis que la division antérieure au prototype, si défectueuse, n'avait permis de produire pour la désignation de ses divers caractères que des termes insignifiants et de pure convention.

3. Voici les nombres de points (qui sont en même temps les noms numériques) que comportent les corps gradués du prototype, suivis de leurs noms conventionnels antérieurs à Fournier même. On a cru devoir ajouter une troisième colonne pour montrer la différence de rapport qu'offre la gradation d'œil exécutée sur le typomètre, avec les points de Fournier.

POINTS DE FOURNIER créés en 1737.	NOMS conventionnels ANCIENS.	RAPPORT d'œil DU TYPOMÈTRE.
Corps 4. . .	Sédanoise (1)	
5. . .	Parisienne.	Œil 5.
6. . .	Nompareille.	6.
7. . .	Mignonne.	7.
8. . .	Petit-Texte	7 et demi.
9. . .	Gaillarde	8.
10. . .	Petit-Romain	9.
11. . .	Philosophie	10.
12. . .	Cicéro	11.
14. . .	Saint-Augustin . . .	12 ou 13.
16. . .	Gros-Texte	14.
18. . .	Gros-Romain	15 ou 16.
20. . .	Petit-Parangon . . .	18 ou 20.
22. . .	Gros-Parangon . . .	21 ou 22.
24. . .	Palestine.	24.
28. . .	Petit-Canon	28 ou 32.
36. . .	Trismégiste	36.
44. . .	Gros-Canon	40 ou 44.
56. . .	Double-Canon. . . .	48 ou 56.
72. . .	Triple-Canon	72, etc.
96. . .	Grosse-Nompareille.	

On se demande en vain pourquoi la gradation nouvelle a cru devoir interrompre l'unité entre le sept et le huit : quoi! l'on a progressé par *un point* l'œil des neuf à dix caractères les plus usuels, parce que cette progression a été jugée fort raisonnablement ni trop ni trop peu sensible pour un si grand nombre de caractères, et un seul, placé naturellement dans la même catégorie de gradation, n'a dû augmenter que d'un *demi-*

(1) Quoique ce caractère ait été gravé et fondu à Paris postérieurement à Fournier jeune, on a cru devoir l'indiquer ici pour compléter le tableau des caractères de l'ancienne dénomination, et en même temps pour relever l'erreur d'un manuel qui confond la *sédanoise* avec la *parisienne*.

point! et la fonderie dont émane le typomètre et sa gradation contradictoire n'offre pas même par compensation un corps quinze pour le parangonnage de son corps fractionnaire! (Voyez *Corps* 6.) Certes, dans les imprimeries dont les caractères présentent alternativement ces deux gradations d'œil si incohérentes, il y a nécessairement une confusion très-préjudiciable, et de là impossibilité d'acquérir sans un grand dommage des caractères de diverses gravures.

4. Mais comment se fait-il que Fournier jeune, l'auteur du prototype, ait continué d'appliquer lui-même ces noms aux caractères qu'il avait soumis à une division de corps aussi simple et utile? D'abord, c'est qu'il avait eu en vue plus particulièrement de régulariser entre elles les dimensions des corps; puis, il dit quelque part que le nombre des ouvriers des provinces étant comme 7 à 2 au nombre de ceux de Paris, il avait cru devoir respecter les habitudes de tous dans la crainte de produire trop de confusion dans les provinces, car à Paris on eût pu se familiariser promptement avec les nouvelles dénominations. On pense qu'il a eu tort, car on doit persister dans l'emploi d'un terme simple et précis qui délie toutes les arguties, surtout lorsqu'il détruit des obscurités inhérentes à la dénomination qu'il remplace. On ne peut s'empêcher d'être étonné lorsqu'on voit encore de nos jours la fonderie polyamatype conserver les anciennes dénominations, car elle suit le prototype de Fournier jeune, conséquemment ses points typographiques; d'ailleurs la plupart des imprimeurs qui emploient des caractères polyamatypes désignent leurs corps par les points de Fournier jeune.

5. Chez beaucoup de personnes le nom de Fournier jeune ne réveille que des idées de suranné, d'antique; ce qu'on vient de lire est de nature à modifier singulièrement de pareilles impressions, puisque ce typographe a contribué au rajeunissement de l'imprimerie moderne par la création des points typographiques dont on se pare aujourd'hui, *dont on se vante même*, sans songer qu'ils sont un présent qui date d'un siècle. « L'invention de ces points est le premier hommage que j'ai rendu à la typographie en 1737. » (Fournier jeune, *Manuel typ.*, t. 1, p. 130.)

POINTE, V. *Corriger sur le plomb*, 5 et 6.

POINTER. — Action de placer, lors de la retiration, les trous de pointures des feuilles tirées en blanc, sur les pointures elles-mêmes fixées au tympan. Un registre d'ailleurs bien établi peut pécher dans divers sens si l'on ne pointe très-délicatement : dans l'in-12, par exemple, la rencontre des trous ayant lieu, non au milieu comme dans les autres formats, mais au tiers du papier, les défauts de registre produits par une main lourde sont graves à la bande d'en bas, la plus éloignée des pointures ; ces défauts sont non moins sensibles lorsqu'on tire le carton in-8°, pointé trois fois, et le carton in-12, pointé cinq fois, nombre qui peut être encore plus considérable dans certains tirages : combien il importe alors de pointer sans faire subir le moindre effort aux trous, ne fût-ce que pour ne pas les agrandir !

POINTURES (voy. pl. IV, fig. 9, la clé à pointures). — 1. Instrument adapté au tympan comme moyen principal pour opérer facilement le registre de l'impression par les piqûres qu'il fait dans les feuilles, et dont les traces peuvent servir aussi de repères à la pliure. Voyez *Faire la marge* pour poser les pointures, et 10 du même article quant aux pointures posées seulement pour la pliure.

2. En général les lames des pointures doivent être *forgées*, afin que leur flexibilité les maintienne bien droites sur le tympan ; ces lames doivent avoir les surfaces unies, surtout aux parties de dessus, et un ardillon cylindrique, court, mince, poli et bien effilé. Les pointures faites tout simplement avec un morceau de tôle découpé plient à la pression et se cambrent ; par-là elles forment une saillie qui, en provoquant le frottement quand on roule, use très-vite le petit et le grand tympan, conséquemment aussi les étoffes ; en outre la tôle casse fréquemment près de la pate ; tandis que les lames des pointures forgées peuvent être à la fois étroites, minces, solides et de longue durée. On vient de dire *étroites* ; en effet, la lame qui porte l'ardillon doit souvent être assez étroite dans presque toute sa longueur, pour l'in-18, l'in-32, enfin pour tous les cas où le blanc de fond ou de la barre sur lequel porte la pointure, est tellement étroit que la trop grande

proximité de la pointure occasionerait un frisottement aux pages adjacentes, et ferait casser le papier sur les côtés.

3. Pour un tirage soigné, plusieurs fois répété du même côté des feuilles, on se sert parfois d'un ardillon triangulaire ou carré, cannelé ou non : on fera remarquer d'une part que si la main de l'imprimeur est lourde en pointant, les trous sont sujets, par cette forme même de l'ardillon, à s'agrandir davantage en divers sens ; et, de l'autre, que la forme cylindrique ou le trou circulaire offre les meilleures chances à la main délicate, et les moins dangereuses à la main lourde.

4. Aujourd'hui l'on fait généralement usage de pointures munies d'un ressort assez mince, lequel renvoie la feuille immédiatement après le coup de barreau, mais dont le mouvement à la retiration est arrêté par un faible coulisseau qu'on avance à cet effet jusqu'à l'ardillon. Cet avantage, très-grand surtout avec des papiers sans corps et tout cotonneux, a cependant un inconvénient assez grave : afin que le trou du papier soit petit, on élève le ressort jusqu'au niveau de la pointe de l'ardillon, et dans cet état, en éloignant beaucoup la feuille du tympan, il la force à porter sur la forme avant la pression, et par-là fait souvent frisoter ou papilloter. On pare à cet inconvénient en fixant de petits morceaux de liége dans les crénures du châssis pour y recevoir l'ardillon ; mais ce moyen est insuffisant quand le ressort est trop faible, car alors il faut l'élever plus haut, et nuire beaucoup à la régularité du registre, en rendant la feuille trop lâche pour la retiration. Le ressort en question, quoique mince, doit donc avoir une certaine force.

5. Les pointures ont une proportion de dimension en rapport avec la diversité des formats : par exemple, elles sont courtes pour l'in-12 et les grands papiers, moyennes pour l'in-8° sur carré, et plus ou moins longues pour les petits papiers.

6. Il est une autre sorte de pointure qu'on pourrait nommer *volante* ou *auxiliaire*, dont la tête est plate, unie, et de la dimension approximative d'un centime ; elle porte au milieu un ardillon un peu plus court que les autres et bien effilé. Cette forme indique suffisamment que son service est exceptionnel aussi bien que sa

place au tympan, car elle ne peut y être fixée qu'en dedans au moyen d'un papier qui la recouvre et qu'on colle à cet effet, à une place parfaitement en rapport avec un vide ou blanc quelconque de l'intérieur de la forme pour que son ardillon y soit inoffensif. Tantôt l'usage de deux de ces pointures est nécessaire pour le registre; tantôt une seule fait l'office d'auxiliaire, comme pour l'in-plano, par exemple (voyez *Faire la marge* 9). On comprend sans doute tous les services qu'elle peut rendre dans bien des cas, comme lorsque une composition encadrée ne laisse nul accès aux pointures ordinaires pour régner depuis la marge extérieure jusqu'à l'intérieur du papier, ou lorsque cette marge est si petite qu'elle ne comporte l'usage d'aucune autre pointure; enfin elle est aussi utile que la pointure ordinaire dans le cas où la feuille doit subir du même côté plusieurs tirages de couleurs diverses.

POLICE. — 1. La police d'un caractère est la liste de toutes les lettres qui composent la casse, avec l'indication de la quantité respective de chaque sorte de lettres pour un poids général déterminé. La police est établie par le fondeur, mais elle peut être déterminée par l'imprimeur suivant la destination qu'il veut donner au caractère qu'il commande. Le nombre de sortes n'est pas le même si l'on veut composer du latin, de l'anglais, de l'italien, etc., il varie même si l'on compose des vers ou de la prose, des auteurs anciens ou modernes. Fournier jeune recommande de compter le nombre de chaque sorte de lettres qui entre dans une certaine quantité de pages, afin de former soi-même une police.

2. L'imprimeur commandant une fonte au poids, et non au mille de lettres, le tarif suivant lui fera connaître ce que pèse une police de cent milliers de lettres des caractères les plus usuels de l'imprimerie.

Une police de cent mille lettres pèse environ:

En 6, ...	100 liv.
En 7, ...	125
En 7 et demi, . .	150
En 8, ...	200
En 9, ...	250
En 10, ...	300
En 11, ...	350

En 12 ou 13, . . . 450 liv.
En 14 ou 16, . . . 575
En 16 ou 18, . . . 650
En 18 ou 20, . . . 1000
En 20 ou 22, . . . 1200

Les cadrats et les espaces ne sont pas compris dans cette évaluation ; on ajoute par chaque cent livres de caractère vingt livres pour les blancs.

POLYTYPAGES : pour leur misentrain V. *Misentrain* 2 à 5.

PONCTUATION. — 1. Pour donner à cet article le seul mérite dont il paraisse susceptible, l'auteur a cru devoir faire ici un extrait de ses PRINCIPES DE PONCTUATION FONDÉS SUR LA NATURE DU LANGAGE ÉCRIT (1), *seuls approuvés par l'Université*, afin de rendre sensible l'application spéciale de chaque signe de ponctuation et de ses auxiliaires; voyez (ci-dessous 25) divers jugements remarquables portés sur cet ouvrage. Quant à l'approche et à l'espacement des divers signes de ponctuation, ils sont relatés par ordre aux articles *Approche* et *Espacer*.

2. Bien que l'auteur de cet ouvrage ait pris connaissance de tout ce qui a été écrit sur la ponctuation dans les traités spéciaux et ailleurs, et que par sa profession il sache quel est l'usage généralement suivi dans l'application des signes de division, il a cru ne devoir respecter nulle part ce qui lui semblait erroné, fondé sur le sens total de ce passage de la *Dissertation sur les Participes* par M. le comte Daru, qu'il a étendu à la ponctuation : « Ce ne sont pas les grammairiens qui » président à la création des langues ; ils n'arrivent » qu'après les écrivains : ils observent les faits, les » classent, et tâchent de les ramener à des principes » généraux. »

3. *Principe général* (introduction). Les signes de ponctuation, d'après l'auteur, sont à la perception du sens ce que l'espace ou blanc qui sépare les mots est à la distinction subite des mots entre eux ; mais il nie complètement que ces signes indiquent par essence des pauses ou repos. « Le style seul, dit-il, détermine leur

(1) A Paris, chez Eymery, Fruger et comp., rue Mazarine.
Et au Petit-Montrouge, chez l'Auteur, au Cabinet de lecture.

application... La ponctuation opère dans le discours une analyse plutôt logique que grammaticale ; elle aide à l'intelligence du sens et la rend plus rapide, parce qu'en divisant matériellement les membres principaux d'une période, elle donne au lecteur la facilité de les embrasser tous et en même temps de distinguer chacun d'eux d'un seul coup-d'œil ; elle ne remédie aux obscurités du style qu'en décelant souvent un vice de construction ; excepté le signe suspensif et de réticence, aucun ne marque spécialement un repos, mais les autres signes le provoquent subsidiairement et d'une manière vague, soit dans la lecture muette, soit dans la lecture articulée ; enfin les changements d'intonation, les inflexions si variées de l'organe vocal, des repos gradués et déterminés par le sens, même parfois les mouvements de la physionomie et les gestes, sont au langage articulé ce que la division du sens est au langage écrit. »

4. *Division générale des signes*. Comme la propriété des termes est de la plus haute importance, l'auteur n'a point hésité à établir la distinction bien marquée qui existe naturellement entre les *signes de division proprement dits* (ch. I), *les signes modificatifs* (ch. II), et les *signes auxiliaires* (ch. III), qui remplissent ainsi le cadre de trois chapitres subdivisés en douze sections. — Il prouve qu'effectivement les signes interjectif et interrogatif sont essentiellement *modificatifs*, parce qu'ils ne marquent qu'une modification du sens partiel ou total indépendante de la division du sens, en absorbant toutefois les signes de ponctuation dont cette division indique concurremment l'application ; il place simultanément la ponctuation à côté des signes modificatifs afin de faire sentir pourquoi ces derniers sont suivis tantôt d'une minuscule et tantôt d'une majuscule. — Il appelle *interjectif* le signe selon lui improprement nommé *exclamatif* ou *admiratif*, fondé sur que ces mots qualificatifs sont spécifiques, tandis que *interjectif* est générique. — L'épithète d'*auxiliaires* lui a paru éminemment propre à désigner tous les signes non compris dans les deux premiers chapitres, parce que réellement leur unique fonction consiste à venir au secours des signes de division proprement dits : « Ainsi, dit l'auteur, une proposition n'est-elle pas achevée, le si-

gne suspensif ou de réticence seul l'indique ; une phrase *indéterminative* (2) ne paraît-elle pas suffisamment détachée par la virgule, les crochets ou les parenthèses l'isolent plus fortement; le *tiret* ou *moins* fortifie le point intermédiaire dans une période, et l'alinéa rend plus sensible le point final »

5. *Virgule* (sect. 1.). L'auteur rappelle d'abord ce que dit Dumarsais dans ses *Principes de grammaire*, qu'« Il » n'y a pas de langue qui ait un assez grand nombre » de mots pour suffire à exprimer par un mot particu- » lier chaque idée ou pensée qui peut nous venir dans » l'esprit, » et qu'en conséquence l'assemblage de mots auquel on est forcé d'avoir recours dans ce cas, supplée un mot qui manque, comme par exemple,

Aimer à obliger et à faire du bien . . . . } est une belle qualité;
La bienfaisance. . . . . . }

et, imitant Dumarsais, qui distingue entre une proposition grammaticale et une proposition logique, le nouveau ponctuateur a cru devoir distinguer entre un nom, un adjectif, un adverbe, que le vocabulaire possède, et leurs équivalents logiques : ainsi il appelle *nom logique* le sujet de cette proposition,

Travailler utilement est un devoir;

adjectif logique l'assemblage des mots qui détermine *arc* dans ce vers de Lemierre,

L'arc *qu'on tient trop tendu* se brise de lui-même;

et *adverbe logique* l'assemblage de mots qui détermine *commença* dans,

Malesherbes commença sa vie *par de grandes actions*.

6. La méthode des géomètres (du connu à l'inconnu) est celle de l'auteur : de ce qu'il ne faut pas de virgule dans cette proposition,

La terre est ronde,

il conclut qu'il n'en faut pas non plus dans cette autre,

(2) En grammaire *déterminer* signifie « restreindre un mot à sa » signification individuelle ou particulière (Dumarsais), » de telle façon que le modifié et le modifiant réunis présentent à l'esprit une idée inséparable et semblable à celle qu'offrirait un seul mot.

L'homme puissant et ambitieux abuse souvent de son influence sur la multitude,

ni dans la suivante, malgré la répétition immédiate,

Ce qui est dit est dit,

car, poursuit-il, l'insertion de la virgule n'ayant pour motif que la disposition naturelle à laquelle on est porté d'observer dans le langage articulé une pause afin d'adoucir pour l'oreille ce que cette répétition a de choquant pour elle, ce motif ne peut rendre le sens divisible, qui en effet est aussi intime que celui qu'offre cette proposition de Vauvenargues,

Celui qui a un grand sens sait beaucoup.

— D'après ce système les participes avec ou sans complément sont rangés au nombre des adjectifs logiques, et ne doivent pas être mis hors de contact avec les mots qu'ils déterminent.

7. L'hyperbate ou inversion n'est susceptible de pouvoir motiver l'application de la virgule que lorsque cette figure de rhétorique met en contact des mots ou assemblages de mots qui fausseraient la perception du lecteur, comme dans ce vers de Lafontaine,

Dans la gueule, *en travers,* on lui passe un bâton,

où l'adverbe logique (*en travers*), qui détermine le verbe *passe*, serait pris, sans l'isolement opéré par la répétition de la virgule, pour un adjectif logique qui déterminerait *gueule*; mais l'inversion ne saurait autoriser l'application de la virgule dans cette proposition, qui est un mot de Saint-Louis :

Où est la justice là est l'avantage,

dont la construction naturelle grammaticale serait,

L'avantage est là où est la justice.

La virgule se trouve exclue même de ces sortes de propositions,

Si mes raisonnements pouvaient opérer la conviction dans votre esprit je ne regretterais pas le temps consacré à mon travail,

parce que, malgré l'inversion, le sens conditionnel en italique détermine le verbe *regretterais*, et que d'ailleurs le sens total est perçu très-nettement sans le secours de la virgule.

8. L'auteur explique successivement quand on peut

admettre ou rejeter la virgule avant *c'est*, *mais*, comme dans ces exemples ;

Une erreur sans doute bien grossière *c'est* de croire que l'oisiveté puisse rendre les hommes heureux. (*Vauvenargues.*)

L'un est vaillant *mais* prompt, l'autre est prudent *mais* froid.

Si quand le pilote lutte avec habileté contre le courant et contre les vagues une portion de l'équipage se mettait contre lui, *ce n'est* pas lui qu'il faudrait accuser s'il échouait dans la traversée. (Brochure intitulée *De M. de Villèle*, 1822.)

Dans ce dernier exemple le pronom *ce* est précédé de la virgule parce que la proposition logique est compliquée de conjonctions et de propositions grammaticales.

9. Il explique aussi dans quels cas plusieurs adjectifs successifs restent en contact ou sont séparés.

Des médecins soutiennent que les eaux *minérales artificielles* sont plus efficaces que les eaux *minérales naturelles*.

L'air avec nous respire, agit, voit, parle, écoute.

Les circonstances dans lesquelles les conjonctions *et*, *ou*, *ni*, veulent être précédées ou non de la virgule, surtout dans l'énumération, où ces conjonctions sont tantôt sous-entendues, et tantôt admises simplement pour l'énergie :

L'Homme entre deux âges, *et* ses deux Maîtresses;

sans la virgule on prendrait *et ses deux maîtresses* pour le deuxième complément de la préposition *entre*, qui n'en a qu'un, *deux âges*, et l'on supposerait que la fable de Lafontaine qui porte ce titre n'a qu'un seul sujet, tandis qu'elle en a trois, un Homme ni vieux ni jeune, sa vieille Maîtresse, et sa jeune Maîtresse.

La querelle des chiens et des chats *et* celle des chats et des souris;

point de virgule après *chats*, car le pronom *celle* réveille immédiatement l'idée de *querelle* et empêche par-là toute équivoque dans la perception.

Je vous laisse examiner à qui nous aurons recours, de l'Egyptien, du Parthe, ou du Numide.

Il faut savoir supporter avec courage l'adversité *ou* renoncer à la véritable grandeur d'âme.

Ni l'or *ni* les grandeurs ne nous rendent heureux.

Rien n'échappe à la vue de la pythie, *ni* le premier jour du monde *ni* le dernier, *ni* l'étendue de l'Océan *ni* le nombre de ses grains de sable.

Enfin il indique la différence qu'apportent dans l'application de la ponctuation un pléonasme grammatical et un pléonasme logique ; l'incohérence grammaticale qui peut faire tolérer l'application de la virgule entre un verbe au pluriel et plusieurs de ses compléments au singulier ; enfin la raison qui fait détacher certaines phrases elliptiques qui n'ont aucune liaison grammaticale avec les propositions dont elles forment le début, etc.

10. *Point-virgule* (sect. 2). L'auteur dit que le point-virgule vient au secours de la virgule, même dans l'expression totale d'une proposition qui comporte un grand nombre de phrases incidentes, ou dont le verbe a plusieurs compléments divisés par la virgule :

On rougit dans la honte, la colère, l'orgueil, la joie ; on pâlit dans la crainte, l'effroi, et la tristesse.

La nature donne la force du génie, la trempe du caractère, et le moule du cœur ; l'éducation ne fait que modifier le tout.

C'était alors la disette des vivres qui donnait la mort, c'est l'abondance qui nous tue aujourd'hui ; on s'empoisonnait par ignorance, nous nous empoisonnons à force d'art.

11. *Deux-points* (sect. 3). Le deux-points ne peut venir au secours ni de la virgule ni du point-virgule ; son rôle unique consiste à marquer une liaison indissoluble entre les sens dont il indique la jonction ; son application la moins équivoque a lieu entre une citation et l'assemblage de mots qui annonce cette citation :

Un jour que M. le marquis de F. insistait auprès d'un souverain pour faire admettre dans un corps savant un grand seigneur sans titre, le prince impatienté lui répondit : « Laissez-nous au moins la république des lettres ! »

Cependant lorsque le discours qu'on rapporte est court, la ponctuation semble contribuer à la rapidité de la perception en substituant la virgule au deux-points, comme dans la citation suivante extraite des classiques de Mr P. Didot, où les exemples de cette substitution sont très-communs :

J'entends crier partout, Au meurtre ! On m'assassine !
Ou, Le feu vient de prendre à la maison voisine !

La substitution peut être forcée par une construction particulière :

Mais Caton, au soldat qui lui présentait de l'eau,
« Quoi, *dit-il*, me crois-tu le seul sans vertu ! »

car le verbe *dit* est le mot qui provoquerait l'application du deux-points s'il précédait le discours rapporté, dans lequel la construction n'a pu le renfermer qu'avec l'addition du pronom *il* et comme phrase incidente. On va même jusqu'à supprimer la virgule quand la citation très-courte est différenciée par le caractère :

L'histoire reproche à Louis XIV d'avoir dit *L'état c'est moi*.

12. Dans les divers exemples rapportés au sujet du deux-points chaque discours commence par une majuscule par la raison que le premier mot de tout discours réel ou fictif doit commencer par une semblable lettre, et c'est un motif de plus pour se permettre soit la substitution de la virgule au deux-points, soit la suppression de la virgule ; mais la minuscule remplace la majuscule lorsque la citation énonce une vérité, un fait, dont l'expression ne peut être attribuée à tel ou tel individu :

On l'a *dit* quelquefois, mais on ne saurait trop le *répéter*, parce que cette observation n'a pas encore dépassé un nombre fort limité d'esprits : le caractère dominant du christianisme c'est l'esprit d'égalité.

La sagesse qui conçoit et dispose mérite la préférence sur la valeur qui exécute : celle-ci est le propre de la grandeur d'âme, celle-là réunit la grandeur d'âme et celle de l'esprit.

Le deux-points peut même être réitéré dans la même citation ;

On ne peut assez admirer la réponse sensée et courageuse que fit à Alexandre le pirate à qui il reprochait sa conduite : « On me regarde comme un pirate et un malheureux parce que je vole avec un petit vaisseau quelques voyageurs : si j'infestais les mers avec une armée navale je serais vanté comme un glorieux conquérant. »

13. *Point* (sect. 4). Le point, dit-on, marque un sens complet : pourquoi donc le prodigue-t-on dans l'intérieur d'un alinéa, qui n'est lui-même autre chose qu'un sens complet? comment un alinéa, sens complet, peut-il renfermer des sens complets! L'auteur explique d'une manière plausible ces contradictions apparentes, en faisant observer que le sens total d'une période peut être exprimé par un assemblage de propositions dont la construction exige soit l'application exclusive ou réitérée de la virgule, soit l'application itérative de ce signe concurremment avec le point-virgule, le deux-points et même le point; puis il indique une foule de cas où le point-virgule doit être substitué au point, et ceux enfin où le point lui paraît indispensable. Par exemple, le deux-points suffit dans cette réponse d'Héraclite au roi Darius :

> Les hommes foulent aux pieds la vérité et la justice; un désir insatiable de richesses et de gloire les poursuit sans cesse : pour moi, qui fuis l'ambition, l'envie, la vaine émulation attachée à la grandeur, je n'irai point à la cour de Suze, sachant me contenter de peu et dépensant ce peu selon mon cœur.

parce que l'on doit considérer et la détermination d'Héraclite et l'exposition de ses motifs comme un sens total; mais dans la fable suivante la complication forcée des signes de ponctuation exige relativement l'application réitérée du point :

> Même dispute advint entre deux voyageurs.
> L'un d'eux était de ces conteurs
> Qui n'ont jamais rien vu qu'avec un microscope;
> Tout est géant chez eux : écoutez-les, l'Europe
> Comme l'Afrique aura des monstres à foison.
> Celui-ci se croyait l'hyperbole permise :
> J'ai vu, dit-il, un chou plus gros qu'une maison.
> Et moi, dit l'autre, un pot aussi grand qu'une église.

Le premier se moquant, l'autre reprit : Tout doux,
On le fit pour cuire vos choux.

14. *Signe interjectif* (sect. 5.) L'application de ce signe est souvent indiquée grammaticalement :

Heureux le peuple dont l'histoire est ennuyeuse !

a dit Montesquieu ; quelquefois cette application est simplement logique :

La méchanceté tient lieu d'esprit !

Parfois le sens logique s'oppose à l'application réitérée du signe quoique provoquée deux fois par l'expression grammaticale :

Oh que n'est-il des miroirs pour l'esprit !

car le sens de l'interjection *oh*, assez manifeste par elle-même, modifie l'énonciation finale *que*..., et dans ce cas on est conforme à cette autre manière : *ô mon Dieu ! ô ma patrie !* etc.

15. *Signe interrogatif* (sect. 6). Quelquefois une expression affirmative a un sens logique interrogatif, comme lorsque en désignant de la main un objet on demande,

C'est là ce dont vous parlez ?

D'autres fois l'interrogation grammaticale est une sorte d'affirmation conditionnelle logique :

> *Êtes-vous* marchand, ne prenez pas la bonne foi pour enseigne, mais prenez-la pour règle de conduite ; *êtes-vous* magistrat, n'obéissez qu'à la loi ; *êtes-vous* inaperçu dans le monde littéraire, ne faites pas faire votre portrait ; *aimez-vous* la vérité, ne lisez pas les journaux fanatiques ; *êtes-vous* libraire, ne vendez pas du papier blanc....

Mais quel parti faut-il prendre quand une interrogation est terminée par un sens partiel affirmatif, comme dans cet exemple :

> *Quel est* celui qui, n'ayant pas les qualités nécessaires pour un emploi avantageux, veuille bien le reconnaître et se rendre à soi-même cette justice : Non, je n'ai pas ce qu'il faut pour occuper telle place.

Cette citation présente une première partie qui exprime l'interrogation, et une seconde partie qui en est le complément : il serait absurde de joindre entre ces deux parties le signe interrogatif au deux-points, qui est là de rigueur, d'autant plus que le sens entier de l'interrogation n'est réellement achevé qu'après les citations, lesquelles à leur tour ne peuvent être terminées par le signe interrogatif parce qu'elles-mêmes sont affirmatives. « Le sens interrogatif étant assez » clair par le commencement de la phrase, on peut » négliger le signe interrogatif, comme on néglige » l'accent circonflexe dans *nous haïmes* au passé défini » et dans *qu'il haït* à l'imparfait du subjonctif. » (*Solution de Domergue et Boniface.*)

16. *Signe suspensif* (sect. 7). Le sens relatif seul indique si la *réticence* doit être suivie d'une minuscule ou d'une majuscule ; en voici deux exemples opposés :

Je devrais sur l'autel où ta main sacrifie
Te...; mais du prix qu'on m'offre il faut me contenter.

Mais tout n'est pas détruit, et vous en laissez vivre
Un.... Votre fils, seigneur, me défend de poursuivre.

La *suspension* a lieu pour marquer des repos naturels dans une narration ou dans un tableau dont le sens total présente une opposition; pour marquer un sens qui provoque dans l'esprit du lecteur quelque réflexion subsidiaire ; un jeu de mots ; un sens interrompu ou même non achevé par le même interlocuteur ; une interruption forcée ou volontaire dans une citation ; un nom propre, un mot qu'on laisse deviner au lecteur ; enfin on en fait usage pour marquer le prolongement d'un bruit quelconque, entre autres celui d'une bouche à feu, *poum !...*, etc. Mais ce signe ne doit servir simultanément de suspension et de division que lorsque le sens logique commande l'application du point, et dans ce cas même on paraîtrait agir judicieusement, quoique minutieusement, si l'on détachait ce point du signe suspensif par une faible espace.

17. *Parenthèses* et *crochets* (sect. 8). Ces lignes marquent l'intercalation des phrases plus isolées que les phrases incidentes; ils sont propres à un sens plus indépendant. — Les *parenthèses* remplacent les signes de division qu'on appliquerait si l'on n'y avait pas recours :

Voilà (disait Biron en montrant ses parchemins)

ce qui me déclare noble, et (en portant la main sur son épée) voilà ce qui m'aurait fait noble si je ne l'avais pas été.

Si le sens intercalé est exprimé après la proposition qu'il modifie, le signe de division final est placé immédiatement après la parenthèse fermée :

Le Pont-des-Arts est construit en fer (ce à quoi l'Académie n'a point pensé dans l'article de son dictionnaire où elle définit le mot *pont* « bâtiment de pierres ou de bois élevé au-dessus d'une rivière »); le premier pont en fer que l'on a vu en Europe est celui de Colebrook-Dale, dans le Shroopshire.

Quand, au contraire, le sens intercalé est placé en tête du sens ou de l'expression qu'il modifie, la parenthèse fermée n'est suivie d'aucun signe de division :

M^r Ch. de Longchamps a composé :... 6° *l'Ivrogne corrigé*, comédie en un acte et en prose ; (en société avec M. Jouy) 7° *Comment faire ?* vaudeville.

Mais si l'intercalation a un sens relatif à un assemblage de propositions, cette intercalation est ponctuée totalement abstraction faite des parenthèses qui la renferment. — Aucun signe modificatif (le point *interjectif* et le point *interrogatif*) n'est remplacé par les parenthèses :

Qu'on juge de ma surprise (où est le temps où j'aurais dit, de mon bonheur!) en reconnaissant madame B...!

18. *Les crochets* sont avec la ponctuation dans les mêmes rapports que la ponctuation avec les parenthèses ; d'ailleurs on ne les emploie guère que lorsque les parenthèses jouent déjà un rôle particulier :

Dufort est mon ami d'enfance : il est appelé à une place éminente ; il connaît mes besoins, et plus d'un emploi est à sa disposition ; il est flatté de me voir, mais il n'est pas obligé de deviner l'objet de ma visite [tous les amis ne ressemblent pas à ceux du Monomotapa (Lafontaine, fable des *Deux amis*)]; je le mets sur la voie, etc.

19. *Tiret* ou *moins* (section 9). Il a deux fonctions principales : il rend plus sensibles la virgule, le point-virgule, et le point, ce que l'on conçoit très-bien sans

le secours d'aucun exemple ; et il remplace les *dit-il*, *dit-elle*, dans le dialogue vif et pressé. Il est donc absolument superflu d'employer le moins lorsque ces expressions subsistent, comme dans ce passage :

> Souwarof présenté à Catherine II, à qui chaque officier demandait des grâces particulières, « Et vous, général, *lui dit-elle*, que désirez-vous ? Que vous fassiez payer mon logement, » *répondit* le cynique militaire. Son logement coûtait 3 roubles (6 fr.) par mois.

Tandis que ce signe est indispensable dans le cas suivant, parce qu'il y tient réellement lieu des noms des interlocuteurs préalablement et explicitement introduits :

> Je vous offre mon crédit, dit *un représentant du peuple* à *Latour-d'Auvergne*, premier grenadier de France. — Je l'accepte. — Eh bien, voulez-vous un régiment ? — Non, je veux une paire de souliers.

Que le tiret remplace les *dit-il*, ou le nom même d'interlocuteurs, il est clair que ce signe doit toujours être placé précisément au lieu qu'occuperait l'expression ou le nom; conséquemment, lorsque chaque reprise du colloque forme un alinéa dans la prose, le tiret doit être au commencement de l'alinéa, comme on le met au commencement des vers.

20. *Variation et gradation des caractères* (sect. 10). Si les signes de division contribuent à produire l'intelligence du sens, ils sont impuissants pour rendre plus sensibles certaines expressions ou phrases que l'on veut faire remarquer plus particulièrement dans le discours. Ici, par exemple, les minuscules italiques font ressortir des expressions comparatives :

> Bonsoir, mon ami, comment *te portes-tu ?* — Fort bien, mon ami ; comment *te nommes-tu ?*

La variation du caractère romain à l'italique, des minuscules aux médiuscules, aux majuscules, fait pressentir la gradation des majuscules aux lettres binaires, au fur et à mesure des besoins.

21. *Guillemet* (sect. 11). Ce signe marque exclusivement une citation plus ou moins longue d'un discours réel ou supposé; son application ne présente pas de difficulté dans les cas ordinaires, car il ne tient jamais

lieu d'aucun autre signe et n'est suppléé par aucun : il ne s'agit que de l'ouvrir immédiatement avant le premier mot d'une citation, de le continuer au commencement de chaque ligne ou au moins de chaque alinéa s'il y en a, et de le fermer immédiatement après le dernier mot. — Mais quand une expression introductive (*dit-elle*, *répondit-il*) est insérée dans la citation même, quelques auteurs ferment le guillemet avant et le rouvrent après cette citation ; ils font de même à l'égard du tiret dans un discours guillemeté : c'est une minutie que le bon goût proscrit, car les expressions qui annoncent les citations, les moins mis pour des interlocuteurs, ne sauraient être confondus avec les citations elles-mêmes ; ainsi on néglige de fermer et de rouvrir le guillemet dans le cas suivant :

L'habileté du chirurgien-dentiste Lécluse l'avait placé au nombre des meilleurs praticiens, et il fut nommé chirurgien-dentiste du roi de Pologne Stanislas « le jour même, *dit Lécluse*, où sa majesté per- » dit sa dernière dent. »

22. Comme l'on n'a pas deux signes pour marquer d'une manière distincte les citations de citation, l'on y obvie en se bornant à ouvrir et à fermer le guillemet à la citation principale, et en l'ouvrant, le continuant à chaque ligne, et le fermant avant le signe de ponctuation s'il y en a, à la citation subordonnée, comme dans cet exemple :

La *Biographie nouvelle des Contemporains* rapporte le fait suivant :

« A la prise de Figuières un général espagnol se défendait avec courage contre plusieurs Français, mais il allait succomber accablé par le nombre; apercevant à peu de distance le général Duphot, il lui crie : « Général, ne souffrez pas que vos soldats » souillent leur triomphe ; faites cesser le carnage » et battons-nous ensemble ». Duphot accepte le défi.... »

Mais c'est au prote ou au patron à prévoir par la vérification préalable de la copie cette concurrence de citations, car si la citation principale était guillemetée au long, il n'y aurait plus moyen de nuancer la citation subordonnée (voir à ce sujet l'article *Guillemet* 5).

23. Quand on rapporte des articles de codes ou de lois que l'on juge à propos de guillemeter d'une manière ou d'autre, l'usage le plus général fait placer le guillemet ouvert ou continu après le numéro de l'article, mais immédiatement avant le texte : ne suffit-il pas de faire remarquer que ce numéro fait partie intégrante du texte même de l'article, pour prouver qu'il faut le placer avant et non après? Par la même raison on doit placer aussi le guillemet avant le moins ou tiret qui remplace un interlocuteur, lorsque les coupures du colloque offrent des alinéas. — Et quand une citation, dont le premier mot commence par une voyelle, est amenée dans le discours par un mot dont la dernière lettre s'élide par la substitution de l'apostrophe, n'est-il pas plus exact d'ouvrir le guillemet après l'apostrophe, comme dans ces cas entre autres, qu'on trouve en foule dans le volumineux *Répertoire universel de Jurisprudence* :

La cour a arrêté qu'« attendu..., qu'« il serait..., qu'« eu égard..., etc.

Quant à la position du guillemet, voyez l'article *Guillemet*.

24. *Alinéa* (sect. 12). Voir pour ce mot l'article *Alinéa*.

25. Afin que le lecteur sache à quoi s'en tenir sur le mérite de l'ouvrage dont on vient de terminer l'extrait, on croit devoir relater quelques passages du rapport fait sur cet ouvrage par M. Taillefer, inspecteur de l'Académie de Paris.

«... La portée plus ou moins étendue des poumons n'est point du tout, aux yeux de M. Frey, la mesure de l'emploi qu'on doit faire des signes de la ponctuation : assez d'autres moyens restent à l'écrivain ou à l'orateur exercé pour marquer les repos nécessaires.

» C'est sur le mécanisme du langage, sur le rapport des idées entre elles, sur la nature du style, sur les délicatesses et les finesses de l'art d'écrire, sur ces arrangements ingénieux des mots qu'amènent et la finesse de la pensée et la vivacité du sentiment, c'est enfin essentiellement sur la partie logique des langages humains que l'auteur établit les règles de la ponctuation.

» Exercé à l'école de Dumarsais, il soumet chaque phrase à l'analyse la plus exacte ; c'est toujours d'après elle qu'il détermine les divisions des membres qui les composent, en faisant un juste emploi des signes. Il s'est confirmé dans ses théories par une pratique constante, et par une suite d'observations très-fines et très-délicates qu'il a pu multiplier dans l'exercice de sa profession; et il me paraît difficile qu'on puisse porter plus loin ce sentiment exquis des beautés du langage, et cet esprit d'analyse et de logique, qui doivent diriger dans ces sortes de travaux.......

» J'oserai donc dire que jusqu'ici on n'avait point encore traité avec autant de profondeur, avec autant d'étendue, d'exactitude et de goût, cette partie si importante de la grammaire, et je pense que cet opuscule ne peut manquer d'être de la plus grande utilité à quiconque voudra se perfectionner dans l'art d'écrire.

» Paris, 27 juin 1824. » *Signé* L. G. Taillefer.

Parmi divers savants, tels que MM. Pougens, l'abbé Grégoire, P. Didot, qui ont témoigné leur satisfaction particulière à l'auteur sur ses *Principes*, on citera le passage suivant extrait d'une lettre que lui a adressée notre plus célèbre typographe, comme émanant de l'autorité la plus compétente pour les hommes typographiques :

«.... Il était difficile de mettre plus de clarté dans
» les divers développements d'une matière aussi ab-
» straite. Le nombre et le choix de vos citations et de
» vos exemples ont dû exiger bien des soins, et ce choix
» a été dirigé par le bon goût. Je donne entièrement
» mon vote et mon adhésion au rapport avantageux de
» M. Taillefer, sur l'ouvrage qui vous fait honneur.

» Paris, 24 juin 1825. » *Signé* P. Didot, l'aîné.

POSER LES POINTURES, V. *Faire la marge*.

PREMIÈRES, V. *Épreuves* 9.

PRESSES. — 1. Si le principe moteur des plus anciennes presses est encore au fond le même de nos jours, il n'est pas moins vrai que les immenses modifications qu'a reçues notre presse rendent l'ancienne presque méconnaissable.

La meilleure presse est incontestablement celle qui réunit le foulage le plus fort, mais avec des moyens aisés de le modifier, à la plus grande facilité d'exécution, et dont toutes les parties sont tellement finies et justes que le mouvement en soit très-moelleux et toute vacillation impossible.

Quoique la presse à *un coup* puisse servir à la rigueur à tirer les plus petites formes, il est constant que la facilité, la célérité, et la sécurité dans le travail, réclament une presse à *deux coups* pour un pareil tirage; et quant aux formats in-plano, in-12, et tous ceux pont les blancs du milieu de la forme sont trop étroits pour éviter le croisement des deux coups successifs de la platine, la bonne exécution de leur tirage fait donner avec raison la préférence à la presse à un coup.

Il paraît certain que la plus grande partie des presses en activité en France sont en bois; mais on fait remarquer que celles qui ont la platine et le marbre en fonte sont bien supérieures pour l'exécution à celles dont la platine est en bois et le marbre en pierre.

2. Détail spécifique et succinct des presses. Depuis un demi-siècle la perfection de la presse typographique a fait des pas extraordinairement rapides. Cette perfection successive nous rend aujourd'hui possesseurs de trois espèces de presses, en *bois*, en *fer*, et *mécanique*.

3. *En bois*. La plus ancienne était celle dite *à nerfs*: son arbre était enclavé dans une boîte, aux quatre angles inférieurs de laquelle étaient fixés quatre crochets correspondant à un égal nombre d'autres crochets adaptés à la platine; des cordes fortement serrées réunissaient la platine à l'arbre par les huit crochets opposés deux à deux à chacun des quatre angles, de sorte que la platine était enlevée par la vis.

4. Par les premiers changements on a fait disparaître les inconvénients qu'offrait cette construction, et l'on a remplacé les nerfs ou cordes par des branches en fer d'abord carrées, puis rondes. M. Brichet, qui fabriquait pour le commerce la meilleure presse en bois, dite hollandaise (voyez pl. IV, fig. 1), laquelle était à deux coups, a substitué une platine et un marbre en fonte dressés, à la faible platine en bois et au grossier marbre en pierre, et a rendu son pas de vis moins droit; par-là on a obtenu un foulage plus fort et plus régulier, et l'on a évité le fréquent accident qu'occasionait une lettre enlevée par la balle et restée sur l'œil

de la forme sous le coup du barreau, ce qui, tout en écrasant du caractère, nécessitait presque chaque fois le redressement du sabot.

Ces perfectionnements et d'autres avaient déjà été signalés il y a environ trente ans au Louvre, dans l'imprimerie de Mr P. Didot aîné, et l'on y voyait même les premières presses à *un coup à platine et marbre en fonte*.

La presse en bois *à la Génard*, ainsi nommée du nom de son auteur, a été fabriquée d'abord pour l'imprimerie royale; mais ses nombreux défauts l'ont fait entièrement abandonner : son pas de vis trop droit occasionait la très-rapide chute de la platine, d'où une dureté trop fatigante par la secousse, par suite moins de force dans son foulage, et souvent l'effet du papillotage, même parfois du doublage; l'arbre et le pivot étant d'une seule pièce, rendaient les raccommodages difficultueux, etc.

5. La dimension progressive de la presse en bois s'étendait jusqu'aux plus grands formats ; mais le train et le berceau ordinaires ne comportant que le grand-raisin et un peu au-dessus, à de certaines presses construites à cet effet on remplaçait le train et le berceau ordinaires par de plus grands, pour opérer le tirage des formats plus étendus, jusqu'au grand-monde, avec cette particularité néanmoins que la platine, assez grande dans sa position ordinaire pour n'être que d'un seul coup, était retournée, et obligeait par-là à tirer deux coups.

6. *En fer.* En 1820 on importa d'Angleterre la presse en fer dite Stanhope (voy. pl. IV, fig. 2 et 3, les premières imitations de cette presse faites à Paris). Différents modèles imités de cette presse furent donnés successivement par MM. Bresson, Misselbach et Thonnelier, Giroudot, Frapié, Gavaux, Durand et Colliot; la platine et le marbre, qui ne font qu'un avec le train, ne pouvant d'abord porter et tirer que le grand-raisin, ont été assez agrandis pour le tirage du jésus et au-dessus.

7. La Stanhope exécutée par M. Bresson était la plus estimée, mais il ne l'a reproduite que douze fois environ. — Celle de MM. Misselbach et Thonnelier était également très-estimée, et ils l'ont reproduite un très-

grand nombre de fois. — M. Giroudot a beaucoup multiplié la sienne; mais, à l'effet de l'établir à bas prix, il avait imaginé de faire fondre l'écrou dans le haut de la lyre même, qui est en fonte, écrou promptement usé par le frottement de la vis, qui est en fer, et ce grave inconvénient l'a empêché de s'y livrer davantage. Il a fait aussi des presses pour tirer le grand-aigle. — M. Frapié (1) a fait aussi quelques Stanhope, mais avec un plan incliné dans la boîte; et, voulant donner au commerce des presses d'un prix peu élevé, il en inventa une autre dont la pression vient de dessous : la vis y est remplacée par un plan incliné, lequel, lorsqu'on tire le barreau, enlève une contre-platine adaptée sur le piston qui repose sur le plan incliné; cette contre-platine elle-même enlève le marbre, qui donne la pression; la platine est fixe. C'est dommage que cette presse, qui coûte le moins cher et qui est très-diligente, ait quelquefois le défaut d'être sujète au papillotage. — M. Colliot a exécuté la presse dite *à la Jules Didot*. — La presse de M. Durand, qui avait des contre-poids, et dont la platine s'enlevait en donnant le foulage, n'a point eu un grand succès. — M. Gavaux est celui qui a fait les meilleures Stanhope et COLOMBIENNE, d'après les modèles anglais. La colombienne donne la pression par un levier auquel est suspendu un arbre carré jouant par un boulon sur des coussinets, et posant sur le centre de la platine en passant entre deux équerres coupées qui le font descendre droit et baisser la platine perpendiculairement sur le marbre de la presse. Cette presse donne incontestablement le plus beau des résultats; mais beaucoup d'ouvriers préfèrent la Stanhope, simplement parce qu'elle est d'un quart à un cinquième plus diligente que la colombienne. M. Gavaux a étendu la platine et le train de ces presses jusqu'à pouvoir tirer le grand-aigle. — M. Thonnelier, depuis la mort de son associé Misselbach, a tellement perfectionné sa Stanhope, qu'elle peut rivaliser avec celle de M. Gavaux.

---

(1) Ce mécanicien de Paris est le seul qui ait employé le plan incliné; c'est aussi lui qui a le premier dressé *au tour* les marbres et les platines en fonte : la facilité et la justesse qu'il a obtenues par-là l'ont fait généralement imiter.

8. *Mécanique* (2). Le premier modèle qui a été employé à Paris est également importé d'Angleterre ; il est dû à M. Nappier : il tire une feuille à la fois ; les encriers sont rapprochés des cylindres. Le second est de fabrique allemande : il ne tire qu'une forme, mais est pourvu de pointures pour la retiration ; le tirage et le registre en sont assez bons. — Les mécaniciens français MM. Gaveaux, Thonnelier, Giroudot, Frapié, Selligue, et Rousselet, en ont produit tirant une feuille, et même deux. — Toutes ces presses peuvent êtres mues à la vapeur ou à bras.

9. La presse mécanique de M. Gaveaux a paru en 1829 ; il l'a perfectionnée dans l'intention de satisfaire au tirage des labeurs comme à celui des journaux ; il a obtenu une médaille d'argent à l'exposition de 1834.

10. Celle de M. Thonnelier est recommandée pour la supériorité du fini et de l'exécution typographique ; il l'a aussi perfectionnée, et agrandie en dernier lieu jusqu'à pouvoir tirer deux feuilles à la fois ; telle est celle qui lui a valu une médaille d'argent à l'exposition de cette année : les cylindres en sont plus gros et les roues d'engrenage plus petites. Madame Huzard, MM. Fain, Rignoux, Loquin, etc., imprimeurs à Paris, en ont fait acquisition, et affirment qu'ils en obtiennent un très-beau tirage.

11. Le mécanisme de celle de M. Giroudot est un peu simplifié, et elle fonctionne assez bien.

12. La première qu'a exécutée M. Selligue a des cylyndres semi-cylindriques, mais elle a été destinée principalement aux journaux. — Sa seconde, à *toucheur mécanique*, est pourvue d'une platine qui opère la pression par un genou (3), au moyen d'un engrenage : elle mérite une attention particulière pour son utilité et la modicité de son prix (4).

(2) Voy. Pl. IV, fig. 4, la figure de la presse mécanique simple qui a servi d'abord à l'impression du *Journal des Débats*.

(3) Quelques presses colombiennes ont aussi ce genou.

(4) Cette presse, qui tient le milieu entre la presse ordinaire en fer et la presse mécanique, ne coûte que 4000 fr., et exige l'emploi d'un ou de deux ouvriers imprimeurs ; elle est composée de marbre, platine, tympan, frisquettes et pointures, afin que l'imprimeur puisse faire parfaitement le registre ; un chariot qui se dé-

13. Celle de M. Rousselet a deux margeurs Son inconvénient est la multiplicité des rouleaux ; cependant elle tire un plus grand nombre que les autres dans un temps donné. Il vient d'y faire quelques changements importants.—On a vu aussi à l'exposition de 1834 une presse de M. Colliot tirant un seul côté

Telle est en raccourci la désignation générale de nos presses actuelles. On a donné les figures et les descriptions particulières de la presse dite *hollandaise*, la colombienne et la Stanhope de M. *Gaveaux*, et la dernière de M. *Frapié*, la presse mécanique perfectionnée de M. *Thonnelier*, et celle à toucheur mécanique de M. *Selligue*, parce que ces presses offrent par l'expérience les résultats les plus avantageux.

14. *Observations sur les presses mécaniques*. Lorsque les mécaniques parurent, l'enthousiasme se chargea d'en faire l'éloge, comme il arrive quand les choses ont une certaine importance ; aussi fut-il pompeux, et raisonné en apparence. On disait : « L'art typographique » est arrivé au plus haut degré de perfection ; les mé» caniques à imprimer importées d'Angleterre laissent » bien en arrière tout ce que l'on a fait de beau et de » grand jusqu'à nos jours. » On entrait ensuite dans les détails des diverses parties du mécanisme, et l'on disait principalement : « Les marbres sont si bien » dressés, les cylindres tellement en rapport avec eux, » que le foulage est d'une régularité parfaite ; mais la » plus belle partie des machines est celle qui est char» gée de répartir l'encre sur la forme : les rouleaux » sans cesse distribués sur une table où ils reçoivent » une quantité d'encre toujours égale, doivent consé» quemment la rendre dans les mêmes proportions à la » forme, et celle-ci à la feuille, de sorte que toutes les » feuilles d'un même ouvrage ont toujours le même » ton, la même nuance, et qu'ainsi est levée la grande » difficulté que n'avaient pu tout à fait vaincre les » meilleurs ouvriers. »

Cependant, comme il arrive aussi, l'enthousiasme s'affaiblit lentement et finit même par disparaître. Ce

---

place en roulant sur des galets, ne supporte que la frisquette et la feuille de papier. La misentrain s'y fait comme sur une presse ordinaire; le caractère y est encré par trois cylindres de gélatine, et fut alors au tour de l'intérêt à prôner les machines : à mesure que de nouvelles mécaniques étaient montées, on voyait ceux-là même qui avaient été leurs désapprobateurs se féliciter de l'heureuse invention ; on a été jusqu'à lancer ces paroles peu généreuses aux ouvriers, *Bientôt on n'aura plus besoin de vous.*

Le Moniteur typographique était souvent rempli de certificats donnés par des maîtres à des mécaniciens dont ils avaient acquis une machine ; on y vantait celle de M. tel comme étant la meilleure : c'était rappeler l'orfèvre Josse. On lisait dans un de ces certificats : « Avec » les machines on peut faire beaucoup mieux qu'on n'a » jamais fait, et les ouvrages de luxe peuvent y être » traités avec *le plus grand succès.* »

Voyons, dans les ouvrages produits par les mécaniques, si elles ont réalisé les espérances des enthousiastes et satisfait aux promesses des intéressés. A cet effet on va parcourir les parties les plus importantes du rapport (5) le plus avantageux qui ait été fait sur ce sujet, en opposant la vérité *pratique* aux assertions.

Après avoir prouvé, avec autant de clarté que de justesse, la nécessité des mécaniques par le besoin de satisfaire l'impatiente curiosité des lecteurs de journaux, pour l'impression desquels les machines avaient été employées avec succès et économie, M. le rapporteur dit : « Une des difficultés que rencontrent les » presses mécaniques, est la *retiration*... Cette opération » n'est pas rigoureusement nécessaire pour l'impression des journaux et des ouvrages communs, mais » elle est indispensable pour les labeurs et autres impressions de luxe ; aussi, pour ces derniers, était-on » obligé de recourir aux presses de Stanhope, lorsque » M. *Edward Cowper* a imaginé sa presse mécanique...

---

la distribution et la touche ont lieu mécaniquement, sans que l'ouvrier ait d'autre fonction à faire pour son encrage que de le vérifier de temps à autre. Eu égard à la dépense et aux produits, cette presse offre sur les autres une économie considérable.

(5) *Rapport fait à la Société d'encouragement pour l'industrie nationale*, au nom du comité des arts mécaniques, par M. Francœur, sur les presses mécaniques pour la typographie ; 7 mars 1832.

» Les produits en sont si rapidement obtenus et d'une » exécution si parfaite, qu'on doit croire que les presses » mécaniques remplaceront bientôt partout celles à la » Stanhope, quand le tirage devra être fait en grand » nombre. »

Mais on a laissé ignorer le fait suivant à M. le rapporteur : toutes les fois que la machine est arrêtée, ce qui arrive souvent, le registre se dérange et se remet de lui-même; il y a donc toujours plus ou moins de feuilles imparfaites sous ce rapport. Il n'a pas eu connaissance non plus que pour déguiser l'emploi des machines, on fait tirer par la presse manuelle tous les prospectus, toutes les premières feuilles, celles des titres, les couvertures, surtout des ouvrages publiés par livraisons. De tels faits sont, ce semble, de nature à détruire les assertions opposées.

« Ce que l'on peut admirer quant à la mécanique, » c'est la rapidité de sa marche, qui produit, dit le rap- » port, neuf cents feuilles à l'heure imprimées des deux » côtés.... On peut faire beaucoup plus, mais on doit » se borner à cette vitesse quand on veut que l'ouvrage » soit soigné. » Ainsi, d'après le rapport même, une trop grande rapidité est nuisible pour bien faire.... Cela est très-vrai, et tellement, que même la rapidité modérée des mécaniques s'oppose à ce qu'elles puissent convenablement tirer des labeurs un peu soignés.

« Dans les presses ordinaires, dit-on, la pression » s'exerçant à la fois sur toute la surface de la feuille » de papier, nécessite un plus grand développement de » puissance et un *temps* qui devient considérable par la » continuité de *pertes* qu'on fait à chaque action. » Ce temps qu'on estime perdu est de toute nécessité, car il faut que l'encre ait *le temps de prendre complétement* sur le papier, sans quoi l'impression serait égratignée comme celle des mécaniques, malgré leur foulage excessif.

Le rapport répond à cette objection, qu'il semble avoir prévue : « Dans les presses à cylindres tournants » la pression ne s'exerce à la fois que sur un élément » parallèle à l'axe, et ainsi successivement *de proche en* » *proche.* » Mais c'est précisément là qu'est le grand mal. Pour qu'une impression soit réputée bonne, il faut que e papier reproduise l'œil de la lettre aussi net, aussi parfait, qu'il existe sur sa tige; on a successivement changé les étoffes de nature et d'épaisseur, afin de réaliser le seul foulage capable d'y parvenir, qui est le foulage *plat*, car les queues, les accents, et tous les traits prolongés et isolés des lettres, ne doivent pas plus fouler que les autres parties. Ainsi, l'on conçoit très-bien qu'une force de pression qui s'exerce de *proche en proche* doit nécessairement porter d'abord sur les queues, sur les accents; elle doit le faire d'autant plus, que les blanchets des cylindres doivent être et sont effectivement *très-épais;* conséquemment les parties légères et isolées des lettres dont on vient de parler reçoivent une impression plus forte que le plein de la ligne, et sont plus lourdes après le satinage : aussi un caractère neuf, au lieu d'être reproduit avec toute la vivacité qui fait la grâce de ses formes, paraît-il vieux et lourd par l'effet des cylindres: et cette imperfection, qui est le résultat inévitable de la nature même du procédé, est d'autant plus sensible si la force du caractère s'éloigne de l'œil menu en allant au moyen et au gros; c'est ce que les prôneurs ont fort bien compris eux-mêmes, puisque les caractères à courtes queues ne sont devenus si communs que depuis l'établissement des mécaniques. — On ajoutera que la durée des caractères soumis à la pression de la platine est à la durée des caractères soumis au cylindre, comme 4 à 1, et cela par les raisons déjà déduites relativement aux manières diverses d'opérer, la pression s'exerçant d'un côté sur toute la surface *à la fois*, de l'autre seulement *de proche en proche*, et les parties qui foulent davantage s'usant dans la même proportion.

Mais où sont donc ces *beaux* résultats qu'on a si bien prônés derechef en 1832? On dirait qu'ils sont morts-nés dans le rapport. Comment à l'exposition de 1834, où tant de produits, même des inférieurs, ont été admis, n'a-t-on pas vu la plus légère trace d'une impression mécanique! Deux années entières n'ont-elles pas suffi pour réaliser de si belles promesses, ou bien a-t-on préféré ne pas exposer pour éviter de donner la preuve manifeste de l'erreur? Il faut le dire : M. le rapporteur n'est point typographe; les renseignements lui ont été fournis par les intéressés, et sa bonne foi est vivante dansson rapport. Il est malheureux que la vérité ait tant de peine à se faire jour; on se rappelle à cette occasion deux autres rapports faits il y a plus long-temps, sur deux presses en fer manuelles dont chacune était indiquée comme le point le plus élevé de la perfection, et rapports et presses sont presque dans l'oubli.

Vainement a-t-on espéré de trouver ailleurs *la beauté* promise par la supériorité des machines sur les bras : les livraisons de la presse mécanique ne présentent aussi qu'une arlequinade sous le rapport de la couleur. En effet, ce qui s'oppose invinciblement à la régularité sous ce rapport, c'est d'abord l'espèce de décharge dont sont pourvus les cylindres, laquelle n'est autre qu'un *blanchet !* et encore, pour qu'il puisse durer un peu, on est obligé de tenir *gris* le côté de deux, ou *moins noir* que le côté de première! Puis, la quantité d'encre que contiennent à la fois les encriers influe non moins directement sur l'uniformité : plus les encriers sont pleins, et plus la couleur est foncée, mais elle pâlit à mesure que la masse d'encre diminue, à la vérité presque imperceptiblement d'une feuille à l'autre dans le cours de l'impression, mais d'une manière fort évidente à l'assemblage.

Ce n'est cependant pas que les mécaniques ne réalisent aucune partie de tout le bien qu'on en a dit par exagération; il y a des moments durant lesquels elles exécutent passablement, mais ces moments sont rares, et semblent plutôt faits pour démasquer le mal. On dira donc, sans la moindre crainte d'éprouver le sort du rapport ci-dessus, sans crainte qu'on oppose l'autorité des faits : les presses mécaniques à imprimer ne feront jamais *bien*, si l'on interprète ce mot par le *beau*, non-seulement parce que la nature même de leur construction s'y oppose, mais encore parce que leur mouvement, leur manœuvre, est soumis à une régularité dont la constance empêche la réalisation des égards accidentels et fréquents auxquels la presse manuelle peut seule satisfaire par les soins de l'ouvrier. C'est bien ce qu'a senti M. Selligue (voyez ci-dessus 12 sa presse *à toucheur mécanique*) quand il a substitué au cylindre la platine, qui est de toute nécessité; il s'est rapproché autant qu'il a pu du système des presses ordinaires : il a réussi à faire mieux, mais l'inconvénient radical de la touche subsiste toujours : les rouleaux de toutes les mécaniques sont trop durs, ils n'appuient pas assez flexiblement sur l'œil, et ils sont enduits d'une trop grande quantité d'encre, pour que la touche soit bonne ; de là l'emploi forcé d'une encre très-faible pour qu'elle puisse être distribuée d'une manière qui convienne à la rapidité du mouvement mécanique : aussi a-t-on vu récemment des produits divers qui datent de deux années, dont le ton de couleur est si jaune qu'il semble que l'huile soit entrée pour les trois quarts dans la composition de l'encre. Il suffit d'ailleurs de comparer un rouleau de mécanique avec un rouleau de presse ordinaire, tous les deux prêts à toucher, pour reconnaître la différence considérable qui existe dans leur touche et la différence de résultats qui en est la conséquence directe : avant la touche, le premier brille par l'épaisse couche d'encre faible dont il est chargé, et devient terne quand il l'a déposée ; tandis que l'autre conserve un aspect tellement uniforme durant le travail régulier, que l'ouvrier n'a de ressource que sa mémoire, ou au besoin la vérification du tirage, pour savoir quand il doit reprendre de l'encre. Que l'on voie au surplus l'article *Toucher* 1, et l'on sera convaincu de reste que le mécanisme ne peut atteindre à cette perfection.

En résumé, la presse mécanique s'est approprié à bon droit les grands tirages des journaux, dont l'utilité est toute circonstancielle, ainsi que ceux qui par leur but particulier doivent être livrés à bas prix : ainsi elle a déjà rendu d'immenses services à l'instruction publique, et certes c'est là son plus beau titre ; sans elle nous ne posséderions pas le précieux *Journal des Connaissances utiles*, et quantité d'autres non moins recommandables ; la facilité qu'elle offre d'ailleurs de tirer de très-grands formats, a donné à l'imprimerie un nouvel essor, et, on peut le dire avec vérité, jamais on n'a tant imprimé qu'aujourd'hui. Mais là s'arrêtent les droits de la presse mécanique ; le bon courant, le beau, le luxe, sont du domaine de son aînée, la presse manuelle, dont elle n'est réellement que le diminutif. Ainsi le public, comme on l'a déjà dit indirectement, a beaucoup gagné à l'établissement des presses mécaniques ; l'art y a gagné aussi par leur concurrence, car elle a été un puissant moyen d'émulation à l'égard des ouvriers imprimeurs ; mais à l'égard de la presse elle-même, le lucre de la profession y a beaucoup perdu.

PRIX DE LA MAIN-D'OEUVRE. — 1. *Composition.* Il est certain que le mode de compter au mille pour établir le prix de la composition, nous vient d'Angleterre, et il est non moins certain que dans ce pays c'est par demi-cadratins que l'on compte. Cependant ce mode n'est point juste encore, car on a acquis la preuve la plus évidente, comme tout le monde peut facilement l'acquérir aussi, que dans une page quelconque de matière ordinaire il y a toujours plus de lettres et d'*espaces* à lever qu'il n'y a de demi-cadratins à nombrer; si l'on objecte que l'espace ne doit pas compter parce que ce n'est qu'un blanc, on répliquera que cette partie justificative coûte en général plus de temps à utiliser que les lettres, en raison de la durée de la justification, et qu'en ne comptant au surplus qu'une lettre pour chaque espacement entre les mots, où il y a très-souvent plusieurs espaces réunies par choix, l'avantage resterait encore sensiblement en faveur de cette observation.

2. Mais en établissant le nombre de mille sur le demi-cadratin, les Anglais l'ont fixé au moins sur une base pour ainsi dire immuable, car le cadratin du corps d'un caractère est invariable, et l'ouvrier ne pourrait être lésé que par les caractères serrés d'approche et compactes. On ne prétend nullement induire de cette remarque que les ouvriers anglais subissent des interprétations intéressées de la part de leurs maîtres au sujet de leurs prix; bien loin de là, un ouvrage de ville, un tableau, une facture qui comporte des blancs, une page de composition ordinaire interlignée simple, double, triple, compris ligne de tête et de pied, tout cela est payé chez eux d'après le nombre total de demi-cadratins que peut contenir toute l'étendue de la composition; quand plusieurs caractères y sont employés, on en prend le terme moyen.

3. Pourquoi donc chez nous a-t-on substitué l'*n* au demi-cadratin, et pourquoi surtout, dans tant de caractères, l'*n* est-elle plus forte que l'*u*? (voy. *Corriger sur le plomb* 7.) Quel qu'en soit le motif, c'est un préjudice notable qui ne peut être justifié; et, sous tous les rapports possibles, mieux valait continuer de payer le prix à tant par feuille, comme l'a fait entre autres M. Crapelet à Paris: des maîtres qui font des erreurs pa-

reilles à celles contre lesquelles on insiste ici, en donnent nécessairement l'exemple funeste aux ouvriers, et se privent par-là même du droit de se plaindre des conséquences directes de l'imitation. Il y a cependant quelque chose de bien pire, mais fort heureusement très-rare : dans quelques imprimeries on a créé des tableaux d'après lesquels on a prétendu compenser les justifications étroites, sur tous les caractères, avec les grandes, de sorte que sur la justification la plus étroite il ne faut lever que 750 lettres, mais sur la justification la plus large on en lève jusqu'à 1250. Belle compensation! la plupart des compositeurs peuvent vieillir dans ces maisons sans avoir atteint le paquet de 750, car ce genre de format n'est point usuel. Belle chance! car, malgré la règle générale à Paris comme dans les départements, le cinq, le six, n'y sont pas payés une obole de plus que le onze, le douze; et notez par-dessus tout que là aussi l'*n* est plus forte que l'*u* : et, bien entendu, l'on y compte au mille d'*n*.

4. On voudra bien remarquer que les observations ci-dessus ne concernent que la justesse du choix à faire de telle ou telle tige dont l'épaisseur réunisse une base équitable pour le mille à lever. On avouera avec la même franchise que le prix en est essentiellement variable, et soumis à peu près aux mêmes chances que la fixation des prix des marchandises établis par les mercuriales; mais on ajoutera, d'après M. Ganilh, que « lorsque l'ouvrier est bien payé, il travaille davantage » et mieux, et la grandeur du salaire est avantageusement compensée par la grandeur et le perfectionnement des produits. Ce résultat est attesté par *tous* les » voyageurs qui ont comparé les produits du travail » dans les divers pays où il est bien ou mal payé. » (*Systèmes d'économie pol.*, t. II, p. 70, 2e éd.)

5. Le tarif suivant, exécuté depuis six mois dans la typographie de M. Jules Didot aîné, à Paris, dispensera par ses particularités de mentionner ici des détails assez nombreux qu'on avait recueillis au sujet du prix de la main-d'œuvre pour la composition.

« Article 1er. Le mille de lettres sera compté sur » le demi-cadratin; l'apostrophe compte pour demi-» cadratin.

» 2. Manuscrit et réimpression seront payés : de-

» puis le Gros-Romain (ou corps 15 ou 16) jusques » et y compris le Saint-Augustin (ou corps 12 ou 13) » 60 centimes le mille.

» 3. Le Cicéro (ou corps 11), la Philosophie (ou » corps 10), le Petit-Romain (ou corps 9), seront » payés 55 centimes le mille.

» 4. La Gaillarde (ou corps 8), le Petit-Texte (ou » corps 7 et demi), seront payés 60 centimes.

» 5. La Mignonne (ou corps 7) sera payée 65 cen- » times.

» 6. La Nompareille (ou corps 6) sera payée 80 cen- » times.

» 7. La Parisienne (ou corps 5) sera payée 90 cen- » times.

» 8. Le grec sera payé le double du prix de chaque » corps.

» 9. Le latin et les langues étrangères qui se com- » posent avec des caractères français, emporteront » une augmentation de 5 centimes par mille pour » la réimpression, et de 10 centimes pour le manu- » scrit.

» 10. Toute justification de 25 demi-cadratins et » au-dessous emportera une augmentation de 10 cen- » times par mille, et de 5 centimes depuis 26 demi- » cadratins jusqu'à 30 inclus.

» 11. Il ne sera fait aucune distinction pour les » vers ou pour les pièces de théâtre en quelque ca- » ractère qu'ils soient.

» 12. Toute interligne, en sus d'une, soit sur la » même ligne soit entre les lignes, comptera pour » demi-cadratin.

» 13. Tout manuscrit dont la lecture offre trop de » difficultés sera sujet à une augmentation qui devra » être réglée de gré à gré.

» 14. Tout ouvrage cliché emportera une augmen- » tation de 10 centimes par mille en sus des prix fixés » par le tarif.

» 15. Toute distribution de cliché appliquée à des » ouvrages non clichés, emportera une augmenta- » tion d'un dixième de la composition.

» 16. Le prix des heures de correction est fixé à » 50 centimes.

» 17. La gratification de nuit est de 3 francs. Celle

» de la demi-nuit, finissant à onze heures, est de 1 » fr. 25 c.

» 18. La gratification des dimanches et des jours » fériés est de 2 francs. »

6. *Impression.* La concurrence de la presse mécanique a porté un coup bien funeste au prix de la main-d'œuvre du tirage ; cependant le public en profite lui-même actuellement ; d'un autre côté, les travaux augmentent, et la presse typographique ordinaire, quoi qu'on en dise, triomphe de sa concurrente par la perfection et surtout par la belle régularité de ses produits (voy. *Presse* 14) ; on est donc réellement fondé à espérer une amélioration dans le prix en question.

Relativement aux travaux exécutés en conscience, voy. *Conscience* 3.

PRIX POUR LE PUBLIC. — 1. Il y a tant de maîtres imprimeurs qui connaissent mal leur état ; tant d'autres qui, seulement prête-nom ou associés à industrie, sont obligés de travailler à tout prix, ou qui ne voient dans un marché que la proximité du moment de toucher de l'argent comptant ou des effets négociables, sans songer en même temps aux frais énormes que chaque jour de travail prépare lentement mais inévitablement, que les prix d'impression sont variés à l'infini et presque tous à un taux au-dessous de leur valeur moyenne, même eu égard à la concurrence si influente de la presse mécanique. — Feu M. Stoupe, dans son *Mémoire contre le stéréotypage*, portait à 75 pour cent les étoffes et bénéfices d'un labeur courant tiré à 3 rames, le libraire faisant la banque hebdomadaire : lui qui était d'une probité, d'une conscience si intacte, ne trouvait pas, et l'événement l'a prouvé en lui, que ce fût un taux ruineux pour le libraire, onéreux au public, ni capable d'enrichir un imprimeur ; il est vrai qu'il remplit scrupuleusement jusque dans l'âge le plus avancé tous les devoirs de son état, et qu'en ce sens il devait faire moins de bénéfices que beaucoup d'autres. Aujourd'hui c'est bien changé ; on n'ose s'avouer combien descendent les différents prix, et encore moins combien s'abaissent certains imprimeurs devant les libraires pour obtenir leurs impressions ; les derniers pourraient dire des premiers ce que Bonaparte disait dans sa cour de plusieurs hommes de stature élevée :

« Je ne sais comment ils font, il faut toujours que je » me baisse pour les entendre! »

2. On croit devoir donner les conseils suivants à quelques patrons qui en ont besoin. Le taux des étoffes et bénéfices pour tout labeur dont on tire peu d'exemplaires doit toujours être forcé, par la raison que les épreuves, la lecture, les tierces à voir et à corriger sur le plomb, les lavages aussi nuisibles au moins que le tirage même, tous les accidents enfin, sont les mêmes que pour un tirage considérable, au point qu'un correcteur et un homme de conscience exclusifs auraient peine à suffire à l'entretien de deux presses qui s'occuperaient d'un labeur courant à cinq cents. — D'un autre côté cependant, un tirage moyen de deux à trois mille est généralement plus avantageux que les nombres considérables.

3. Par la même raison à peu près, la plupart des ouvrages de ville devraient être payés au moins 100 pour cent, à moins qu'on n'ait de ces ouvrages un certain courant régulier qui entretienne une presse, car le mélange très-varié des caractères, l'emploi plus fréquent de lettres binaires et sortes rares plus ou moins coûteuses, dont la distribution d'ailleurs est très-longue; les justifications à trouver, titrailles à changer, le choix des papiers convenables, les envois et les retours d'épreuves et de timbre, enfin la réception, l'exécution et la livraison presque simultanées de ces ouvrages accidentels, sont autant de pertes de temps accessoires et multipliées pour le prote, dont le prix ne dédommagerait pas. Enfin, il faut aussi avoir toujours égard à la cherté du caractère employé, comme caractères d'écriture, anglaise, grec, hébreu, fractions, etc., et au grand nombre d'épreuves qu'exigent certains ouvrages.

4. Pour les ouvrages à filets, il faut ajouter au prix de la main-d'œuvre et aux étoffes et bénéfices, la valeur de la fonte des filets employés, soit parce que les filets sont très-rapidement usés par le tirage, soit parce que la multitude des bouts rendus nuls par l'ajustement, en diminue d'autant le service.

5. Pour une composition *conservée*, il faut faire tenir compte du soin de la conservation, de la privation de la lettre, du déblocage qui peut en résulter, des réim-

positions, nouvelle lecture, tierce, etc., et de la longueur des intervalles entre les tirages : ces prix varient ordinairement du quart à la moitié de la composition.

PROTE. — 1. *Qualités en général.* D'après l'étymologie (*prótos*, le premier), le prote est le premier ouvrier d'une imprimerie sous le rapport du talent; et puisqu'il doit diriger, surveiller, rectifier au besoin, et juger tous les travaux, dans l'ensemble comme dans les plus petits détails, aucun des articles de ce dictionnaire ne devrait lui être étranger.— En effet, qu'il décèle son ignorance sur un point quelconque de théorie ou de pratique, il n'est plus véritablement le prote ni par rapport à l'intérêt du patron, ni par rapport à la considération du personnel de l'atelier, laquelle est pour ainsi dire la seconde condition de son existence. Qu'il se livre à des actes injustes, leur résultat peut faire découvrir une apparence de mauvaise foi, ou l'erreur, ou l'ineptie même, et par-là il perd aussi plus ou moins la considération morale, qui est le complément de l'autre. Enfin qu'il soit d'une conduite irrégulière, quoique exact aux heures de travail, son influence sur la conduite du personnel en reçoit déjà quelque atteinte; et cette influence n'est plus en quelque façon que de droit, insuffisante, stérile même, si ces irrégularités se font sentir d'une manière quelconque durant le cours ordinaire du travail. D'ailleurs, quelle garantie donne une telle conduite contre la mauvaise composition du personnel d'un atelier, qui doit être faite généralement par le prote?

2. Son principe vital primitif dans une imprimerie émane du choix qu'en a fait le patron, et de la rétribution qui en est la conséquence; partant, le prote n'est le juge entre lui et les ouvriers que de l'aveu formel du patron lui-même, et toujours d'une manière subordonnée : les nombreuses contestations que l'on renouvelle si souvent à cet égard ne sauraient détruire cette vérité sans réplique.

3. Le prote est l'esclave de la besogne : à quelque heure que sa présence soit réclamée par l'urgence des travaux, s'il ne se conforme à ce besoin son devoir n'est plus rempli complètement ; il est même telles circonstances où sa discrétion obligée l'expose à être comme une enclume sur laquelle frappent tour à tour et sou-

vent à la fois libraires, auteurs, ouvriers. C'est à lui de se procurer loyalement des compensations.

4. La proterie offre un emploi fort ingrat d'ailleurs sous le rapport de son instabilité. Chargé pendant quelques années de surveiller un personnel parfois nombreux, de coopérer forcément à la réduction d'un prix ou seulement d'empêcher sa hausse, de s'opposer aux abus ou de les réprimer, de débaucher plus ou moins de personnes pour défaut d'absence ou pour de mauvais travaux, un prote rentre tout à coup dans les rangs des ouvriers, et y retrouve ces gens froissés, dont le ressentiment se manifeste en reproches directs ou indirects, mais fondés sur des griefs que l'on suppose dénués de justesse. Cette considération et d'autres analogues n'échappent pas à tous les protes, et peuvent les déterminer plus d'une fois à modifier la rigueur de leurs devoirs; tout le monde ne se croit pas obligé de suivre la devise, *Fais ce que dois, advienne que pourra*; d'ailleurs, sacrifier la tranquillité d'un long avenir par des rigueurs actuelles dont on n'est que l'agent et qui tiennent à un temps limité par la rétribution, n'est peut-être pas absolument de devoir étroit. De là une certaine tiédeur, plus que cela peut-être, à laquelle la stabilité parerait convenablement : on peut facilement déduire cette conséquence quand on remarque que les protes qui remplissent le mieux leurs devoirs sont ceux dont la position est la plus stable.

5. *Relations avec l'intérieur*. La propreté du local, la tenue régulière du matériel, intéressent tous les travaux de l'imprimerie, conséquemment le prote lui-même : par suite de l'ordre qui en résulte, on évite le mélange, la confusion, si faciles en imprimerie ; point de perte de temps pour chercher, l'habitude faisant mettre immédiatement la main sur l'objet désiré; la surveillance en est aussi rendue plus prompte, plus sûre, et la connaissance de ce qui est disponible plus évidente. Ce qui intéresse non moins le prote, c'est la composition du personnel. Il faut le dire, il est rare de voir une imprimerie entièrement bien composée d'ouvriers. Il importe à cet égard d'établir d'abord un excellent fonds, car à défaut des connaissances individuelles qui conviennent à un prote pour faire un bon choix en embauchant, il s'adresse aux anciens de la maison, qui

tendent naturellement à s'assortir, mais qui le font d'une manière bien funeste quand ce fonds est mauvais. Aussi une bonne composition du personnel est-elle bien difficile : l'ouvrier qui joint une bonne conduite à la bonté du travail veut pour cette raison même être occupé d'une manière suivie et le plus long-temps possible, et trop souvent la quantité des travaux n'est pas en rapport avec ces conditions; si le fonds est vicieux, cette raison seule éloignera les sujets plus avantageux ; de sorte que parfois il faut manœuvrer six mois, un an, et plus, pour extirper le vice de fonds sans occasioner de secousse funeste à l'activité de l'atelier.

6. Le meilleur moyen pour se créer un bon fonds du personnel, est sans contredit celui que procure l'*émulation*; mais l'accumulation habituelle de labeurs entre les mains d'un metteur en pages est évidemment le moyen le plus directement opposé : c'est là le *bonnet* qui éloignera toujours, de toute maison où il existe complètement ou partiellement, l'ouvrier habile, metteur en pages, ou qui a l'intention louable de le devenir ; car celui qui ne sait être que paquetier n'est qu'une fraction de compositeur, et il est dans l'intérêt de l'art comme dans celui des maîtres d'avoir même pour paquetiers des ouvriers familiers avec la misenpages. Aussi toute espèce de bonnet est proscrit des ateliers dont le maître a été ouvrier exécutant ou qui se sert à soi-même de prote.

7. Il est donc éminemment utile que l'accumulation précitée soit remplacée par l'émulation : dix labeurs seront mieux exécutés sous tous les rapports par dix metteurs en pages que par trois ou quatre; chacun n'ayant qu'un seul ouvrage à suivre, peut facilement s'identifier au point convenable avec son travail, surtout s'il comporte plus ou moins d'accidents qui compliquent son attention ; et il peut aussi donner la suite nécessaire aux fonctions, qu'en général il doit exécuter personnellement.

8. On ne voit qu'un seul préjudice qui puisse résulter de l'émulation, c'est à l'égard personnel du metteur en pages *cumulard* : mais son mécompte même est un bien, puisqu'il procure une plus large répartition de gain parmi les ouvriers de l'atelier : certes on n'accusera pas d'*aristocratie* ce principe. — D'ailleurs com-

ment ce cumulard, qui doit presque toujours faire souffrir une partie quelconque de ses misenpages, par l'impossibilité réelle où il est si fréquemment d'exécuter *en temps utile* telle ou telle de ses nombreuses et diverses fonctions, comment remplit-il envers les paquetiers ses devoirs, dont il touche *intégralement* le salaire? Tantôt il fait attendre de la copie, ou l'explique imparfaitement; tantôt il ne peut desserrer de la lettre, ou, s'il la desserre, il ne peut la dégager des notes, titrailles, et parfois d'un mélange plus compliqué de divers corps qui engagent celui du texte: tout cela parce qu'une certaine urgence occasionée par la multiplicité de ses opérations l'empêche seule de satisfaire à temps aux demandes non moins multipliées que ses paquetiers sont obligés de lui faire pour ne pas interrompre leur travail. Il faut ajouter que la pluplart du temps il est hors d'état de répondre à de simples questions que le paquetier a le droit de lui adresser, car la précipitation à laquelle il est généralement contraint, il l'a mise aussi à la réception de la copie d'un labeur nouveau; il faut ajouter enfin que son humeur habituelle, naturellement aigrie par sa fausse position, le porte à faire sentir cette aigreur dans ses relations multipliées avec ses paquetiers, ses confrères; et que l'insolence même peut en être le résultat extrême, surtout s'il se sent solide dans sa place cumulative comme un chanoine dans son canonicat. — La seule objection qu'il puisse faire à toutes ces accusations plus ou moins méritées, c'est qu'au besoin il prend des aides pour telle ou telle partie de ses nombreuses fonctions. A cela on répond qu'une des premières conditions de misenpages a dû être la bonté de l'ouvrier, bonté qui est aussi importante par son application à l'égard de toutes les fonctions qu'à l'égard de la misenpages proprement dite; que confier ces fonctions à un tiers, c'est éviter de remplir la condition précitée; qu'au reste, si on la fait exécuter par un ouvrier capable, cet ouvrier est frustré par la répartition partiale du travail, car s'il en fait habilement la partie la plus pénible et la plus ingrate, il a des droits incontestables à exécuter aussi, par une compensation fort légitime, les parties les plus douces et les plus lucratives.

9. On en dira autant à l'égard des presses. Il est bien

certain que la plus petite distraction des imprimeurs peut nuire à la bonne exécution de leur travail; il convient donc qu'entre eux on empêche toute discussion étrangère, intempestive, et à bien plus forte raison que l'on suspende leur travail lorsqu'ils sont en goguettes; et quant à ceux qui sont sujets à quelque dérangement à l'occasion de la banque, il est prudent surtout d'en prévoir les conséquences funestes par le choix des formes dites de *baticau*, indépendamment de la surveillance ultérieure (voyez *Visite de l'impression*). Tantôt aussi le choix libre du compagnon pourra être donné à un imprimeur, tantôt il devra lui être nettement refusé, sans quoi le prote ne pourrait arriver non plus à une bonne composition d'ouvriers imprimeurs par l'émulation; conséquemment la distribution du travail sera faite en général sans égard exclusif au droit d'ancienneté, et la première presse sera évidemment celle qui travaille le mieux et dont la conduite correspondra à la bonté de l'exécution. — L'émulation ainsi établie est plus conforme à la saine morale, au bonheur individuel et commun, qu'on ne le pense ordinairement.

10. Un prote qui a de l'intelligence et quelque expérience, se garantira facilement des *roués* du métier, qui, se soumettant par les apparences à l'espèce de concours ouvert par l'émulation, parviennent à s'implanter dans les ateliers sans autre titre véritable que leur basse intrigue; d'un autre côté il n'oubliera pas que, comme l'a dit quelque part Me de Staël, c'est une véritable *adresse* que la parfaite probité, le talent réel, et une bonne conduite, et en conséquence il n'acceptera pas l'interprétation hypocrite d'*intrigant*, d'*ambitieux*, dont la mediocrité, la nullité, et souvent l'envie ou la simple prévention, taxent l'ouvrier qui possède cette *rare* adresse.

11. Les combinaisons du prote pour coordonner le travail des compositeurs et des imprimeurs, bien qu'elles aient été faites d'abord isolément et coïncidemment pour tout le cours de la confection de chaque labeur, ne le dispensent pas d'en suivre les détails à la piste pour ainsi dire, afin de pouvoir à chaque instant rendre compte aux intéressés comme à soi-même du point précis où en est la confection de chaque ob-

jet ; en un mot, il doit toujours pousser l'ouvrage, et n'en être jamais poussé.

12. On a parlé ci-dessus 5 de la propreté de l'atelier: le silence semble en être le complément réel, c'est en quelque façon la propreté de l'esprit. Il est bien difficile à réaliser ce silence, quoique les ateliers d'imprimerie soient composés d'hommes; il n'existe cependant pas un seul ouvrier doué du moindre gros bon sens qui n'en sente toute l'utilité à l'égard de la quantité et de la bonté des produits, et il y a certes une inconséquence manifeste à repousser un bien direct général et particulier. Plus d'un exemple heureux vient prêter son appui à la recommandation que l'on fait ici.

13. Quand le train d'une imprimerie est considérable, le prote tire une utilité réelle et fréquente du tableau qu'il dresse des ouvrages, contenant à la suite les noms du metteur en pages et de ses divers paquetiers. Ce tableau comparatif des travaux et du personnel est fort sujet aux variations ; il faut le renouveler aussi souvent que des ratures et des surcharges nuisent à sa clarté, car il garantit de tout oubli quand on entretient la netteté de sa rédaction et qu'on le consulte opportunément.

14. On pense que les titres, sous-titres, les blancs, et généralement tous les accidents dans la composition des ouvrages, doivent être soumis à la vérification du prote, car ordinairement le correcteur ou la personne qui voit les tierces *doit* avoir mais n'a que rarement l'aptitude convenable à ce sujet.

15. Il est fort utile que les presses soient numérotées, et qu'on ne leur donne les étoffes qu'*en compte*. —Les tierces réunies par banque, en un seul paquet portant la date en dehors, facilitent la prompte recherche de la presse dans le besoin. — Il faut connaître et exécuter ponctuellement les lois et ordonnances sur la presse, et les ordonnances de police à l'égard des livrets. — Enfin, le prote a souvent besoin d'aides temporaires ou de sous-protes pour suffire à ses travaux, d'autant plus que ses yeux sont toujours et partout actifs alors même qu'un objet particulier semble absorber toute son attention ; mais c'est surtout quand un atelier est d'une certaine consistance. Alors, au défaut du patron, il convient qu'il ait l'état de tous

les ustensiles, et celui de tous les caractères, par quantité, qualité, nombre de casses italiques et romaines, et casseaux; qu'il y fasse l'inscription successive de tout ce qui entre, avec spécification, poids, dates, sources, et indique les mutations, les sorties, dans une colonne réservée. — Les commandes ou bons spécifient les quantités, qualités, prix s'il est possible, et pour quel service, ils sont particulièrement inscrits par ordre de date, et reproduits avec la fourniture et la facture, afin qu'on y inscrive aussi le reçu; on les enfile au fur et à mesure. — Il peut encore être utile qu'on relate successivement sur un registre particulier le titre des labeurs, la date de leur réception et de leur mise en mains, les noms et adresses des éditeurs, auteurs, et personnes chargées de lire les secondes ou bons, et à quelles heures on doit communiquer à ce sujet, combien de feuilles on doit livrer hebdomadairement, etc. Voy. *Magasin* 9.

16. *Relations avec l'extérieur.* On a relaté à l'article *Metteur en pages* 2 tout ce qui concerne le prote relativement à la réception et à la mise en mains de la copie d'un labeur nouveau, parce que très-souvent le dernier se repose abusivement sur le premier à l'égard de détails importants, mais qui ne regardent ni le choix du caractère ni le format.

17. Les épreuves doivent être numérotées (voyez *Epreuves* 1, et 9 à 12) et pliées exactement (voyez *Tierce* 3), et, si le train l'exige, leur envoi et leur retour doivent successivement être inscrits avec les dates. Il est des éditeurs ou auteurs qui fournissent un carton confectionné exprès pour cet usage, sur lequel on a porté en dehors l'adresse de l'auteur et celle de l'imprimerie : ces indications sont très-utiles en cas de perte d'épreuve. A défaut de carton, l'épreuve et la copie sont roulées ensemble dans une enveloppe que l'on fixe avec une ficelle, ou mieux avec un ou plusieurs pains à cacheter, car il ne convient pas en général qu'un commissionnaire quelconque, un portier, concierge, ou autre, puisse prendre connaissance du contenu du rouleau ou du paquet.

18. Les rapports du prote avec la clientelle doivent se borner strictement aux détails de la besogne; cependant une telle circonspection ne dépend pas de lui

seul, et à moins d'une malhonnêteté évidente il se trouve obligé de correspondre plus ou moins à la conversation hors-d'œuvre qu'engage avec lui un éditeur ou un auteur. — Que de gens de toute espèce un prote ne voit-il pas! que de secrets qui reposent involontairement sur sa simple discrétion!

19. Parmi le grand nombre de personnes de mérite avec lesquelles la proterie le met en contact, il s'en trouve quelques autres qui commandent particulièrement la circonspection dont on vient de parler. — Par exemple, l'auteur d'une bluette intitulée *l'Ermite de telle vallée* aura mis une *h* au premier mot; faites-lui observer avec une indifférence apparente que l'orthographe moderne a retranché cette lettre, car si vous lui donniez la preuve sans réplique que le retranchement en est obligé par toutes les raisons d'orthographe possibles, il se formaliserait peut-être de ce que vous avez rendu évidente son ignorance à cet égard, et il ne pourrait plus vous faire cette réponse plaisante : « Il me semblerait que sans l'*h* le mot serait privé de toute son expression. » — Un libraire vous fait-il une observation saugrenue sur l'art typographique et manifeste-t-il absolument l'intention de s'y bien connaître, traitez-le en imprimeur consommé, mais en évitant surtout les transitions subites : il vous prendra au mot tout comme certaines laiderons vous y prennent quand on leur dit qu'elles sont charmantes. — Un poète suranné vous apporte-t-il quelques bribes échappées à sa plume mourante, dans lesquelles vous verrez des vers tels que ceux-ci,

Dans les beaux jours, c'est le printemps,
Qui, l'automne, enrichit nos champs.

ou bien,

Tu verras ces jeunes victimes
En reproches bien légitimes
Se dessécher comme une fleur.

gardez-vous bien de lui dire qu'il n'est ni clair ni français, même s'il vous demandait votre avis; même quand, par une modestie de sa façon, il vous recommanderait de supprimer de son nom, écrit en toutes lettres sur la copie, les deux dernières, alors que les autres suffisent pour faire trop bien connaître son nom futilement célèbre : à-coup-sûr votre franchise indiscrète serait fatale à votre patron.

20. Que le dévergondage de l'opinion, qui possède encore tant de gens, ne se fasse jamais sentir de votre part à la clientelle : pensez blanc ou rouge, ou d'une couleur composée de celles-là, tenez-vous à cet égard aussi dans le plus strict incognito. Les plus exagérés vous en feront mentalement un reproche peut-être, mais c'est par le *medium* ou plutôt la *nullité* qu'on donne le plus libre accès. Mieux vaudrait cependant que vous-même vous eussiez une opinion politique fort raisonnable, car alors vous trouveriez très-souvent l'occasion de faire croire tour à tour que vous êtes de toutes les opinions, chacune d'elles s'appuyant nécessairement sur des propositions générales fort justes, même incontestables, qui en forment comme la base commune : ainsi, qu'un artiste en cheveux, perruquier ou coiffeur, vous dise qu'*Absalon n'eût pas été pendu s'il eût porté perruque*, en toute conscience vous pouvez lui répondre *C'est vrai;* et si vous souriez gracieusement en pensant à sa citation, il prendra ce sourire pour l'expression affirmative de votre persuasion.

Nota. L'usage des remises pécuniaires, pour fournitures d'imprimerie de toutes espèces, est un fait trop constant là où il est établi pour qu'on essaie de l'atteindre par le raisonnement : on croit pouvoir se permettre ici le conseil de ne les recevoir qu'en en donnant connaissance au patron.

PROTOTYPE ET TYPOMETRE. — 1. *Prototype.* Dès l'année 1737 (voy. *Points typographiques* 4 et 5), époque où l'on n'avait encore aucune mesure pour régulariser la force coïncidente des corps, le célèbre typographe Fournier jeune avait créé un prototype pour obtenir cette régularité uniformément dans tout le royaume. Deux cent quarante points typographiques constituent sa longueur, qui est basée sur le pied de roi. Voici le nombre des corps qu'il faut pour le remplir.

Du cinq. . . . . 48.
Du six . . . . 40.
Du sept. . . . . 33 et un neuf.
Du huit. . . . . 30.
Du neuf. . . . . 26 et un six.
Du dix . . . . 24.

Du onze . . . . 21 et un neuf.
Du douze. . . . . 20.
Du quatorze . . . . . 16 et un seize.
Du seize . . . . 15.
Du dix-huit. . . . . . . 13 et un six.
Du vingt. . . . . 12.
Du vingt-deux. . . . . 10 et un vingt.
Du vingt-quatre . . . . 10.
Du vingt-huit . . . . . 8 et un seize.
Du trente-six. . . . . . 6 et un vingt-quatre.
Du quarante-quatre . . 5 et un vingt-huit.
Du cinquante-six. . . . 4 et un seize.
Du soixante-et-douze . 3 et un vingt-quatre.
Du quatre-vingt-seize . 2 et deux vingt-quatre.

2. On remarquera que le prototype n'a point de semi-corps, des corps entiers le remplissant toujours complètement depuis le plus petit jusqu'au plus gros, sur une série de vingt caractères offrant par leur variété une gradation suffisante, et qu'en conséquence il ne faut jamais de points partiels pour parfaire la mesure totale; et on en conclura sans doute que sa combinaison présente une application très-simple, très-facile, et d'un résultat satisfaisant en imprimerie comme en fonderie.

3. *Typomètre.* La longueur de sa mesure est de deux cent quatre-vingt-huit points typographiques. Pour remplir le typomètre il faut, savoir :

Du corps 6 . . . . 48 fois son corps.
7 . . . . . . 41 et 1 point en sus.
7 et demi. . 38 et 3 points en sus.
8 . . . . . . 36.
9 . . . . . . 32.
10 . . . . . . 28 et un corps huit.
11 . . . . . . 26 et 2 points en sus.
12 . . . . . . 24.

Après avoir bien considéré tous les avantages du prototype, puis jeté un simple coup-d'œil sur le typomètre, on se demande si c'est en vue d'utilité ou de nocuité *pour l'imprimerie elle-même* qu'on a remplacé le premier par le dernier, qui cependant est généralement suivi. C'est là un fait, un succès, qui ne prouve pas autre chose qu'un succès malheureux.

Q

QUADRATURE, V. *Corriger sur le plomb* 19.

QUEUES. — 1. Parfois les queues dans le cours d'un volume sont nues, c'est-à-dire sans filet de coupure ni ornement; c'est sans doute la manière la plus simple.

2. D'autres fois un filet ou un ornement quelconque (voyez *Filets anglais* 1, 2, et *Filets d'ornement* 4, 6) accompagnent ces queues; alors il est généralement de règle de tiercer le blanc qu'elles offrent. Cette proportion peut être convenable pour un filet quand il y a une demi-page de blanc, mais à-coup-sûr le filet serait noyé dans le blanc s'il était des deux tiers ou des trois quarts de la page. Quant aux fleurons, cela dépend de leur grandeur.

3. Enfin, il est souvent utile, particulièrement aux fins des volumes, de relater la fin en lettres. Relativement aux blancs, ce qu'on vient de dire des filets leur convient; mais pour la proportion des caractères, il faut ajouter à ce qu'on en a dit aux articles *Pages blanches* et *Titres et Sous-Titres* 5, les remarques suivantes.

4. Comme on l'a mentionné à plusieurs autres articles, toutes les proportions des titres et sous-titres doivent être fixées d'avance, afin de ne pas tomber dans l'inconvénient choquant des irrégularités. Par exemple, si dans les œuvres volumineuses de Voltaire on indique la fin du premier volume avec telle ou telle circonstance, en toutes lettres, on devra se trouver plus tard dans la nécessité de substituer des chiffres aux lettres qui expriment le nom numérique : il vaut donc mieux dans ce cas débuter par les chiffres.

5. Si l'on ne marque pas la fin du quantième des œuvres, mais la fin de volume d'une œuvre particulière, cette fin étant figurée en forme de titre, soit parce qu'elle est trop étendue, soit pour lui donner plus d'expression relative, on la place en plusieurs lignes proportionnées, comme,

FIN DU 4e ET DERNIER VOLUME

DU THÉATRE.

ainsi que Mr P. Didot en a donné l'exemple dans le *Voltaire* qu'il a imprimé pour M. Lequien. Si au contraire l'ouvrage est divisé en séries, on pourra mettre ainsi,

FIN DU HUITIÈME VOLUME,

4e DE LA SECONDE SÉRIE.

6. Les avis divers, errata, et autres indications susceptibles de prendre leur place après le filet de chute ou l'expression *fin de....*, doivent être plus éloignés du filet que le filet ne l'est du texte, sans quoi les distances seraient à contre-sens.

7. Le premier volume du dictionnaire de l'Académie (éd. Bossange, 1814) est terminé par une page dont les trois colonnes sont courtes d'environ un pouce et demi; les filets qui séparent les colonnes sont de la longueur de la page, et *fin du premier volume* est au milieu entre les deux filets de longueur! On ne conçoit guère une telle bizarrerie; c'est comme si l'expression *fin....* était exclusive à la colonne du milieu!

R

RAMETTES, V. *Châssis.*

RANGS, RAYONS. On les cite ici pour faire remarquer que trop souvent les planches de support sont brutes au lieu d'être blanchies, et que cette défectuosité, qu'il serait si peu coûteux de faire disparaître, tout en empêchant les paquets et les pages de couler, fait déchirer les porte-pages ainsi que les papiers des cornets, et qu'assez souvent il se forme du pâté par suite de ces imperfections.

RÉCLAMES. Généralement elles sont inutiles; aussi les néglige-t-on communément, excepté aux parties d'impression qu'il faut réunir, mais qui n'ont ni tomaison, ni pagination, ni aucun signe ou numéro d'ordre.

REGISTRE, V. *Faire le registre.*

RÉGLET. Il est des compositeurs qui ne se servent pas de cet instrument quand ils composent avec le flamand ou le demi-flamand et que la matière est interlignée : c'est un tort réel; pour s'en convaincre il faut simplement remarquer jusqu'à quel point on use un réglet en fonte durant seulement huit à quinze jours d'un travail suivi. Cela se conçoit aisément quand on réfléchit que chaque lettre qu'on place dans le composteur y porte d'abord par un angle assez vif du pied, et que cet angle appuie davantage encore lorsqu'on force l'introduction de la dernière lettre ou espace en justifiant. L'expérience d'ailleurs vient à l'appui de cette remarque.

RÉGLETTE DE LONGUEUR. — 1. La manière dont les réglettes de longueur sont généralement formées, laisse vraiment une impression fâcheuse : qui croirait qu'un objet si mince en apparence décèle, par la confection particulière qui le constitue réglette, sinon l'imperfection du metteur en pages, du moins l'extrême indifférence qu'il met dans la justification verticale des pages ! On sait fort bien que dans un labeur *tout nu,* dont la composition est rarement coupée par des sous-titres ou autres accidents, une réglette fort exacte par le cran n'est pas toujours nécessaire ; mais n'y eût-il dans un volume que trois pages qui réclamassent cette exactitude, ne serait-ce pas suffisant pour se la procurer? d'ailleurs elle est de rigueur simplement pour que l'on s'aperçoive si dans une matière interlignée les diverses interlignes sont de force régulière.

2. Pour qu'une réglette de longueur rende tout le service qu'on doit en attendre, il est avantageux d'abord qu'elle soit en fonte, bien saine, et d'équerre au moins du côté de son appui sur la tringle en tête de la galée ; que la partie de la superficie sur laquelle on fait le cran soit régulièrement unie, et au moins l'angle en dedans du bord bien droit ; que le cran soit profond, d'environ une ligne et demie au plus, et bien coupé verticalement, afin que non-seulement ce cran indique l'alignement à l'extrémité supérieure de l'œil ou du blanc de la ligne de pied, mais que cet alignement se prolonge dans son rapport jusqu'à la profondeur du cran.

3. Pour établir la longueur de la réglette d'un ouvrage nouveau, on prend de son texte le nombre de lignes déterminé pour la page ; on l'accompagne du folio, de son blanc et de la ligne de pied ; on tient le tout bien dressé et serré dans une galée d'aplomb et d'équerre. Le cran marqué, on essaie sa justesse en réduisant le plus possible l'élasticité verticale, car il est rare qu'on puisse l'ajuster bien régulièrement sans

y revenir plusieurs fois pour le fixer définitivement. On a dit ci-dessus 2 que la réglette devait être en fonte; mais si elle est en bois, il faut qu'elle ait quinze à vingt points de corps, et qu'elle soit constamment à l'abri de l'eau ou de l'humidité.

4. Outre le cran ordinaire de la réglette, quelques compositeurs y font d'autres marques pour la subdiviser par autant de fois le corps qu'il y a de lignes dans la page, afin de reconnaître avec facilité si les distances occupées par des incidents de titres, sous-titres, etc., et leurs blancs, correspondent juste à un nombre complet de lignes, et assurent par-là le registre ligne sur ligne. Mais de pareilles marques ne conviennent guère qu'à une composition non interlignée; par l'exactitude elles doivent être non-seulement bien distantées, mais tracées par des traits fins, et pour cette raison même ces traits sont bientôt noircis et rendus méconnaissables.

RÉGLURE. — 1. Depuis son invention ou son perfectionnement, on a cessé de composer et d'imprimer *en gris*, parce que toute réglure, quelque compliquée qu'elle soit, présente non-seulement une économie considérable sur le procédé typographique, mais offre encore un résultat plus satisfaisant.

2. Si l'économie du tirage d'un objet destiné à être réglé, permet d'en faire plusieurs compositions, il faut les imposer de façon qu'on puisse les régler toutes, pour ainsi dire, d'un seul trait transversalement, et d'un seul trait perpendiculairement; c'est-à-dire, si l'on a, par ex., une facture in-8° à quatre compositions, on ne les impose point à tête bêche, mais toutes dans le même sens, parce que le régleur, qui a son composteur disposé pour tous les traits perpendiculaires à la fois, n'a besoin, lorsqu'il a tracé la composition ou les compositions d'en haut, que de soulever le composteur à l'intervalle que laissent les compositions du haut et du bas, et de l'appuyer de nouveau pour le bas, mais le tout sans discontinuer de suivre la ligne régulatrice de son composteur, et sans être obligé de déplacer son papier, retenu par des pointures engagées dans les trous qu'ont formés les pointures de l'imprimeur. Sans cette précaution d'imposition, le régleur étant obligé d'y mettre le double, le triple, le qua-

druple de temps, fait payer jusqu'à 10, 12 fr., ce qui ne vaudrait que 2 à 4 fr. Conséquemment, tout ouvrage de ville destiné à être tracé par le régleur ne peut être tiré sans faire usage des pointures, de même que tous ceux qu'il faut rogner.

3. Les impressions se livrent sèches à la réglure; et ce n'est qu'après l'avoir subie qu'on les rogne.

RÉGULE D'ANTIMOINE. — 1. « L'*antimoine* est ainsi » appelé parce qu'un moine nommé Basile Valentin » en avait donné pour remède à ses confrères, à qui il » fut contraire parce qu'il avait été mal administré... » (FOURNIER jeune, *Manuel*, t. 1, p. 116.) C'est un » corps solide, de la couleur du plomb, mais friable et » pesant; il contient des parties sulfureuses, salines et » huileuses, qui composent presque la moitié de sa » masse : le reste est la partie réguline dont il faut faire » le départ;... ce reste est le régule. » (*Ibid.*, p. 117.)

2. C'est au célèbre typographe qu'on vient de nommer qu'est due en France la fabrication en grand du régule d'antimoine. « Une ou deux personnes au plus » établies à Paris, dit-il p. 116 ci-dessus citée, suffi- » saient pour en fournir à tous ceux du royaume qui » en faisaient usage; aussi se maintenait-il toujours » cher. Le besoin continuel que j'en ai m'a mis dans le » cas d'en chercher la manipulation. J'ai fait faire les » instruments nécessaires, et j'en ai fabriqué avec suc- » cès pour mon usage, après quoi j'en ai fait établir » une manufacture à Orléans; celle-ci a servi de mo- » dèle pour en former d'autres, et par-là j'ai procuré » l'avantage de le rendre plus commun et de l'avoir à » bien meilleur compte qu'auparavant. »

3. Selon notre typographe cité, il faut, pour renforcer le plomb, la dose de quinze, vingt, vingt-cinq pour cent de régule; la plus forte dose est destinée pour le six, le sept, et le huit. Voyez *Fonderie polyamatype* 8 et *Fonte* 2.

RELIEF. — 1. Toutes nos lettres ombrées et ornées pourraient être comprises sous l'épithète qu'exprime la locution *à relief*, avec cette seule différence que les binaires non ornées ont une ombre, et les binaires ornées deux; dans ce sens nos filets ombrés sont également à relief. A la rigueur, tous les caractères et tous les signes de l'impression offrent en quelque sorte un relief par leurs simples traits ; mais ou la lettre est censée éclairée également de toutes parts, ou la vue dans son exercice est censée au point optique où aucune ombre ne lui est sensible, et de là l'expression de caractère *plat* opposé à caractère *à relief*.

2. Ne paraît-il pas singulier, peut-être même choquant, que ces deux espèces de figures soient présentées en concurrence dans une même page, un même titre, et surtout une même ligne? Comment se fait-il que, le point de vue optique ne pouvant être que le même, on ait besoin de lui offrir une extrême saillie pour tels mots, lorsque cette saillie est parfaitement inutile pour les autres? On répondra que c'est simplement pour rendre certains mots plus tranchants, plus distinctifs. Soit, mais cet usage n'est pas moins incohérent : que le relief réel existe comme combinaison avec des dessins ou ombres qui concourent à produire aux regards un ornement tout en relief, tel par exemple qu'on en voit dans l'intérieur de la Bourse à Paris, il y a là une liaison complète, qu'on chercherait en vain dans l'assemblage du caractère *plat* avec les lettres *à relief*.

3. On ne prétend nullement faire rejeter le secours des alphabets binaires à relief, mais on a cru devoir insister sur la distinction qu'ils présentent par leur expression, afin de faire sentir que leur emploi doit être modéré, et surtout que leur incohérence est moins supportable lorsqu'ils figurent dans une même ligne avec les autres caractères.

REMANIEMENT (CORRECTION), V. *Corriger sur le plomb* 11 à 13.

REMANIER LE PAPIER. — 1. Action qui a pour but de faciliter la répartition égale de l'eau qu'on a donnée au papier, en le retournant plusieurs fois, par quatre, cinq, six feuilles, ou plus, et alternativement in-8° et in-12. Pendant cette action on a bien soin d'effacer tous les plis qu'on découvre, mais en rétablissant ceux des marques, sans intervertir en rien leur ordre; et en toute occurrence il est bon de marquer le papier que l'on met en presse avec les mêmes précautions qu'à cet égard on a prises en trempant.

2. Cette répartition ne rencontre généralement d'obstacle que dans le papier collé ou à demi-colle, parce que, la colle y étant presque toujours distribuée iné-

galement, y cause des duretés partielles : dans ce cas le remaniement doit être répété, et le papier remis en presse aussi souvent qu'il a été remanié; c'est encore à quoi l'on est astreint même pour le papier non collé, si quelque défaut de ce papier ou un soin particulier du tirage l'exige.—On peut d'ailleurs reconnaître facilement si l'eau est bien répartie ; une main un peu exercée passée sur le papier sent s'il y existe des parties plus fraîches ou plus moites que les autres ; dans ce cas on doit remanier très-menu pour faire entièrement disparaître les fraîcheurs, en retournant les feuilles dans tous les sens possibles.

3. Si au remaniement du papier on s'aperçoit qu'il est trop peu trempé, on l'asperge légèrement et par intervalles avec le balai, puis on lui fait subir derechef la pression et le remaniement. Si au contraire il est trop trempé, il faut bien se garder de l'étendre, le séchage s'opérant fort inégalement, surtout en ce que le propre poids du papier sur les cordes lui fait conserver plus d'humidité aux parties des plis qui supportent les poignées ou pincées; mais il faut intercaler, à des distances plus ou moins serrées, du papier de décharge, ou même du papier de l'ouvrage, s'il n'est point collé et s'il peut être employé ultérieurement malgré ce service accidentel, car on sent que par ce moyen la diminution d'humidité s'opère bien plus régulièrement.

4. Quand les paquets de papier trempé, par suite de remaniements et de pressions, contractent quelque peu de sécheresse sur les bords, on y rétablit la fraîcheur convenable au moyen d'une éponge bien propre mouillée légèrement, qu'on passe autour.

RENTRÉES. — 1. Il y a la *rentrée totale* de la poésie relativement à la largeur de la justification ; la *rentrée réciproque* des vers et la *rentrée totale* des pages de poésie relativement à une justification large dissimulée. — Quant aux rentrées de l'*Alinéa* et des *Sommaires*, voy. ces mots.

2. *Rentrée totale.* Elle doit avoir lieu généralement lorsque les plus grands vers ne remplissent pas la justification; alors la rentrée totale doit être déterminée de façon que l'aspect de toute une page offre à gauche le tiers du blanc que l'ensemble des lignes (et non quel-

que ligne isolée) laisse à découvert à droite. — Quand le format est très-large, et que l'on manque d'interlignes ou de cadrats, on peut les ménager en composant sur un format plus étroit, sauf à ajouter après coup les différences en bois, lingots, ou blancs de fonte.

3. *Rentrée réciproque des vers.* Règle générale, on les rentre d'un demi-cadratin par syllabe sur le vers alexandrin ou de douze syllabes : ainsi le vers de dix syllabes est rentré d'un cadratin; celui de huit syllabes, de deux cadratins, etc. Parce que la rentrée d'un demi-cadratin est fort peu sensible, parfois ou l'on ne tient pas compte du demi-cadratin qu'exige pour sa rentrée un vers dont le nombre des syllabes est impair, ou bien on rentre d'un cadratin : mais c'est particulièrement quand il n'y a pas plusieurs vers successifs de nombre impair. — La règle générale dont on vient de parler n'est pas toujours suivie dans quelques imprimeries fort recommandables, car elles rentrent accidentellement d'un cadratin par syllabe même les vers d'un nombre pair : on pense que cette proportion est trop forte, parce qu'elle chasse successivement trop à droite les petits vers, au point qu'ils approchent trop du milieu de la ligne ou le dépassent.

4. *Rentrée totale dissimulée.* Soit un labeur en vers réguliers alexandrins, devant être composé en onze. Il y aurait plus ou moins fréquemment des vers longs qui ne pourraient tenir dans la justification si l'on prenait sur l'interligne in-8° qui convient cependant à l'aspect général des pages, lesquelles paraissent en quelque façon grêles, allongées, par l'effet des blancs que comportent la plupart des vers à droite. Alors on prend une interligne plus longue d'un cadratin, par exemple, qui procure l'étendue nécessaire pour contenir les vers les plus grands; mais absolument tout ce qui n'est ni vers ni ligne de blanc doit être situé et justifié comme si la justification avait de moins le cadratin en question, c'est-à-dire que toutes les lignes perdues ou pleines de titres, sous-titres, folios, titres-courants, filets courts ou de longueur, doivent toujours être terminées par un blanc de la force du même cadratin. — On doit comprendre que par ce moyen on réalise la même composition, le même aspect de quadrature que si l'on avait pris sur l'interligne moins

large et qu'on eût ajouté après coup les parties des grands vers non contenues dans la justification.

5. Cette rentrée à droite de la composition en exige nécessairement une à gauche dans la garniture, car le folio impair 3, par exemple, supposé avec accompagnement de titre-courant et rentré d'un cadratin, ne pourrait sans cela tomber en registre sur le folio 2, qui n'est pas rentré, et ainsi de suite de toutes les lignes qui ne sont pas vers. Dans la garniture on ajoute donc, toujours à gauche le long de chaque page paire, un lingot ou une réglette dont la force corresponde au cadratin ajouté à droite de la composition : il est bien entendu que ce lingot fait, là où il est placé, partie du blanc de garniture, conséquemment qu'il en faut tenir compte en fixant l'étendue des blancs de côté.

6. Tous les formats sont susceptibles de cette sorte de rentrée, qui était généralement pratiquée chez Mr P. Didot. Si elle offre peu d'avantage sous le rapport du prix de la composition, elle en offre beaucoup sous celui de la régularité et de la bonté de l'exécution, parce que les parties ajoutées après coup ont rarement l'alignement de la composition elle-même, et que les blancs des garnitures sont aussi toujours réguliers.

REPORTS, V. *Corriger sur le plomb* 14 et 15.

RÉSERVE. — 1. On nomme ainsi les armoires ou la partie des localités qui contiennent toute la lettre en réserve (voy. *Interlignes* 7). — Il est de ces armoires dont les portes sont à coulisse; cette disposition est assez commode, mais l'avantage en est détruit par la nécessité où l'on est de fermer les portes par le moyen de cadenas; car les armoires de la réserve sont constamment fermées.

2. Il peut n'être pas indifférent de faire des piles régulières dans la réserve, soit pour s'assurer promptement de la quantité disponible, soit parce que la vue habituée à cette régularité est plus tôt avertie d'un dérangement accidentel auquel la conscience, la seule qui doive mettre la main à la réserve, n'aurait point eu de part.

3. A l'égard des précautions qu'on doit prendre pour la lettre à mettre en réserve, voyez *Distribution* 3; à l'égard des compositions conservées, voy. *Composition* 5; et quant aux étiquettes ou suscriptions des paquets,

il faut les circonstancier dans le sens exprimé à l'article *Casse* 10.

RETIRATION. — 1. C'est l'action de tirer, soit sur une même forme, soit sur une forme nouvelle, le papier du côté opposé à celui qui a déjà subi un tirage en blanc. Voyez *Arrêter les formes*, *Faire le registre*, et *Tomber ligne sur ligne.*

2. Pour exécuter ce tirage, d'abord l'imprimeur aura dû attendre son opportunité (voyez *Tirage en retiration*), c'est-à-dire que si le nombre en blanc est peu considérable, il aura tiré successivement plusieurs formes en blanc pour laisser reposer le premier tirage dix à douze heures, afin que l'encre ait eu le temps de prendre assez pour n'en céder qu'imperceptiblement par la retiration. (C'est surtout pour un ouvrage soigné qu'il convient de prendre ces précautions, du moins autant que le permettent le nombre des garnitures et l'étendue de la fonte.) Ensuite il retourne son papier in-8° ou in-12 : in-8°, en l'enlevant du banc sur la main gauche et le retournant sur le pupitre les marques à droite; et in-12, en le prenant sur la main droite, les marques à gauche; puis, au lieu de marger il pointe (voy. *Pointer*), après avoir toutefois placé sur le tympan une feuille de papier de décharge (voyez *Décharge*).

3. L'imprimeur observera, outre la couleur à suivre, qui est de rigueur (voy. *Couleur* et *Foulage* 2), une surveillance analogue à celle qu'il a exercée en margeant (voy. *Marger* 3); il pliera successivement en deux et laissera dans le papier tiré les feuilles partielles gâtées accidentellement par quelque ordure, un petit pli, une feinte, un moine peu étendu, comme il est dit à l'article *Rouler* 1 : ces feuilles peuvent au besoin compléter un exemplaire et plus, et l'économie est un devoir pour tout le monde.

RÉVISION. On nomme ainsi la feuille tirée *sous presse* pour vérifier les corrections de la tierce, et toute autre correction ultérieure, changement ou transposition d'une ou de plusieurs pages également faits sous presse. L'imprimeur n'est tenu de donner une révision que lorsqu'on la lui demande ou que l'intérêt de son travail l'y engage; on l'exige particulièrement quand une tierce est chargée de corrections, ou qu'on s'attache à obtenir une impression bien purgée de fautes typographiques.

ROMAIN. — 1. « L'imprimerie est redevable de ce caractère, qui est devenu celui de l'Europe, à un Français nommé NICOLAS JENSON ; il était graveur de caractères pour les monnaies à Tours. Ayant été envoyé à Maïence par ordre de Louis XI, pour tâcher d'apprendre sous Schœffer le nouvel art par lequel on faisait des livres, il s'acquitta de cette commission en homme instruit; puis il se retira à Venise, où il établit une typographie. Il forma un caractère composé des capitales latines, qui servirent de majuscules; les minuscules furent prises d'autres lettres latines, ainsi que des espagnoles, lombardes, saxonnes, françaises ou carolines, qui se ressemblaient beaucoup; il apprécia la figure de ces minuscules, en leur donnant une forme simple et gracieuse. Ce caractère fut appelé *romain* à cause des capitales romaines qui servaient de majuscules. Un livre intitulé *Decor Puellarum*, qui porte pour date 1461, en fut le premier fruit. Quelques savants qui ne connaissaient Jenson que comme imprimeur, ont nié cette date de 1461, disant que les éditions de cet imprimeur ne paraissant commencer qu'en 1470, il n'a pu rester huit ou neuf années sans action : mais ils ignoraient que Jenson était le premier graveur de caractère après Schœffer; par conséquent, ayant gravé et fondu le premier caractère romain suivant son goût, il a dû nécessairement imprimer le premier livre à Venise, où il s'est retiré vers 1460. Il n'y avait personne pour lors à qui il pût confier cette opération; mais ayant trouvé plus de bénéfice à fournir des caractères pour l'établissement des imprimeries de Venise, de Rome, de France, et autres, il a cessé pour un temps d'imprimer, et n'a recommencé qu'en 1470. » (*Man. typ.* de Fournier jeune, t. 2, p. 261.)

2. Quoique le caractère romain ait subi de grandes modifications depuis sa création, il est toujours à l'impression, par la nature de ses services, ce que le pain est à notre sustentation. Fournier jeune en avait seulement rendu les formes plus régulières et plus gracieuses; mais nous lui avons donné un fini plus correct, nous avons légèrement augmenté de force ses pleins, donné plus de finesse à ses déliés, et changé le demi-délié su-

périeur à gauche des longues en haut, comme des b, d, h, i, l, autrefois incliné, en le rendant horizontal, aussi-bien que celui des premiers jambages des lettres m, n; demi-délié incliné qui formait une naissance angulaire aux jambages qu'il surmontait, lesquels maintenant sont horizontaux, et procurent par-là plus de régularité à la ligne supérieure des minuscules courtes et longues. Généralement aussi les minuscules romaines ont reçu un développement horizontal un peu plus étendu, une approche un peu moins serrée, tandis que les majuscules ont éprouvé le contraire, à leur grand avantage.

ROMAIN DU ROI. On a cru devoir conserver cette épithète (*du roi*), afin d'avoir occasion de parler d'une manière claire des caractères romains à l'usage de l'imprimerie royale. « En 1693, dit Fournier jeune, t. 2, p. 262 de son *Manuel*, Louis XIV, voulant établir une imprimerie au Louvre, chargea différentes personnes de veiller à cet établissement. M. Jeaugeon, de l'académie des sciences, donna le dessin des lettres, dans quelques-unes desquelles il y a des traits qui caractérisent les impressions du Louvre. » Les lettres b, d, h, i, k, l, par exemple, avaient par en haut un trait fin qui passait horizontalement de l'un et de l'autre côté de la tige, et les lettres m, n, p, q, r, commençaient par un demi-trait aussi horizontal; c'est ce demi-trait qu'on a substitué depuis Fournier jeune au demi-trait incliné de toutes les minuscules romaines (voyez *Romain* 2), et les caractères romains de l'imprimerie royale n'ont conservé de marque distinctive que le demi-trait horizontal que portait aussi la lettre à gauche vers le milieu.

RONDE. La manière de composer ce caractère est très-facile; il faut éviter que deux déliés touchent l'un contre l'autre, comme l'*a*, l'*e*, l'*i*, l'*u*, contre l'*r*, l'*s*, l'*x*, l'*y* ou le *z* : on emploie dans ce cas les doubles lettres *ar*, *as*, *ax*, *ay*, *az*, etc.; les mêmes doubles lettres existent pour l'*e*, l'*i*, l'*u*.

La ronde a aussi ses lettres longues et courtes; elles sont employées de la même manière que dans l'anglaise. Voyez *Caractères* 31; et pour la casse de ronde, Pl. I, fig. 3.

ROULEAU (voy. Pl. IV, fig. 5). — 1. MÉRITE. Il est sans

doute ce qu'il y a de plus important dans le travail proprement dit de la presse. Son invention a été bien précieuse pour l'imprimerie, surtout à cause de la distribution de l'encre, car sans lui l'ouvrier le plus intelligent, le plus consommé, n'eût pu exécuter les admirables éditions compactes en caractères microscopiques que l'on a faites depuis son existence.

2. L'art typographique est donc orgueilleux à juste titre de cette découverte importante. Quel dommage qu'elle ait coûté tant de larmes par son apparition inopportune ! car le rouleau, après avoir beaucoup et rapidement multiplié les ouvriers par le seul fait de son existence, a levé le plus grand obstacle à l'établissement des mécaniques, qui au contraire ont réduit à l'inaction une multitude de bras. Heureusement les plaies achèvent de se cicatriser sous le règne fécondant d'une sage paix.

3. Fonte des rouleaux. Leur fabrication exige trois appareils ou marmites en fer-blanc, en cuivre ou en zinc, de diverses grandeurs. — La première est destinée à contenir l'eau qui doit servir par son bouillonnement et sa chaleur continuée, à opérer la fusion de la matière ; la seconde contient la matière gélatineuse, et est chauffée au bain-marie dans la première ; la troisième sert à faire tiédir séparément la mélasse, qui est à la fois la partie flexible et liante de la matière gélatineuse.

4. Les appareils de M. Baulès, fabricant d'encre d'imprimerie et de rouleaux, rue Saint-Julien-le-Pauvre, à Paris (voyez ci-dessous 16), réunissent le double avantage d'un prix modéré et d'une fabrication peu coûteuse ; leur capacité est proportionnée au nombre de rouleaux que doit contenir chacun d'eux. Le poids de 5 livres de matière gélatineuse est le terme moyen d'un rouleau pour la presse manuelle ; ceux de la presse mécanique diffèrent de poids d'après leur longueur et leur diamètre.

5. Il convient de parler d'abord du choix à faire parmi les diverses colles qui servent à confectionner les rouleaux. Elles diffèrent de prix relativement au degré de force, et varient de 60 centimes à 1 fr. 25 c. la livre ; ces deux qualités mêlées ensemble n'ont donné qu'un résultat incertain. La meilleure est celle de Paris façon

anglaise : quelle que soit sa nuance, on doit la choisir d'une transparence vive, sonnante à la main, et d'une rupture semblable à celle du verre. La flexibilité dans la colle est un indice de faiblesse ; son séjour dans un local humide la détériore toujours à la longue.

6. La mélasse doit être pure ; la plus compacte est la meilleure. Il convient, pour éviter la fraude, d'en faire l'achat dans une raffinerie même. Loin de s'affaiblir en vieillissant, elle gagne en qualité.

7. *Préparation*. Dans un appareil de quatre rouleaux il faut 20 livres tant colle que mélasse, divisées de la manière suivante. — Prendre 8 livres de bonne colle comme il est dit ci-dessus 4 ; la mettre tremper autant que possible dans de l'eau de rivière ou d'autre peu vive, et, sans égard à la durée du séjour, la retirer dès que l'humidité a pénétré la colle aux deux tiers, c'est-à-dire que, la colle étant rompue, la partie intérieure se trouve sèche alors que la partie extérieure du même morceau est humectée sur chaque face. C'est, comme on vient de le voir, le degré de force de la colle qui détermine la durée de son séjour dans l'eau pour l'amollir ; mais en général plus elle y reste, plus elle perd de sa force, et les rouleaux de leur qualité.

8. Cette opération terminée, il faut remplir d'eau seulement les deux tiers de la première marmite, parce que le volume de la seconde, par son enfoncement dans la première, fera suffisamment monter l'eau. On place cette marmite sur un feu de charbon de bois ou autre combustible ; on maintient le feu à un terme moyen, afin que le bouillonnement de l'eau soit continu. Après avoir mis dans la seconde marmite le quart de la colle préparée comme on vient de l'indiquer, on place cette marmite dans la première, où on l'empêche de surnager en posant dessus un poids convenable pour qu'aucune évaporation n'échappe et ne ralentisse la fusion, qui s'exécute ainsi au bain-marie.

9. Aussitôt que la première partie de la colle est entrée en fusion, il faut la faciliter en la remuant avec une spatule ; et lorsque la fusion est bien complète, on y ajoute successivement le reste de la colle par parties, jusqu'à l'extinction des 8 liv., lesquelles, entièrement fondues, doivent recevoir une heure de cuisson avant d'y ajouter la quantité de 12 livres de mélasse, qui,

placée dans la troisième marmite, a dû tiédir à l'avance durant une demi-heure; on verse doucement la mélasse dans la seconde marmite, ayant soin de remuer pour que la colle et la mélasse s'incorporent bien. Cela fait, on laisse cuire le tout pendant une heure à un feu modéré, ayant soin de remuer avec la spatule à dix minutes d'intervalle; il faut écumer avec soin les parties hétérogènes ou étrangères réunies à la surface, et laisser un peu refroidir la matière avant de la couler dans les moules.

10. *Préparation des moules*. Durant la cuisson on doit préparer les moules de la manière suivante. Il faut démonter le tube cylindrique, et graisser, à l'aide d'un écouvillon, sa partie intérieure avec de l'huile : celle de pieds de bœuf est la plus convenable, mais il est nécessaire qu'aucune partie intérieure ne reste à graisser. On prend le mandrin; après l'avoir bien nettoyé sans l'humecter, on le frotte à chaque extrémité avec de l'esprit-de-vin pour empêcher la matière de s'en détacher; on garnit le bas de la tringle (fixée au milieu du moule) avec du mastic pour empêcher la matière de s'introduire dans le mandrin; après avoir fixé ce dernier, on garnit l'ouverture d'en haut parallèlement à celle du bas. Alors on place le tube ou moule, et l'on garnit l'intervalle du mandrin au chapeau, ou couronnement du moule, avec des garnitures en bois, placées autour de la tringle et assez étroites pour ne pas empêcher la matière de couler au fond du moule; on place enfin l'écrou, qui termine le tout, à la partie supérieure, et l'on serre fortement pour empêcher que la matière coulant au fond du moule ne fasse remonter le mandrin.

11. *Observations*. Les appareils ou assortiments de marmites de M. Baulès, cité ci-dessus 3, se recommandent pour la facilité de leur emploi; ses moules perfectionnés, vissés à leur base, garantissent de la filtration ou perte de la matière, et ces avantages, outre ceux dont on a parlé précédemment, doivent leur valoir une préférence méritée. — Tout ce qu'on vient de dire concernant la fabrication des rouleaux, est de principe général; mais la pratique doit fournir à chaque personne qui s'en occupe des modifications ou des données plus positives; la connaissance des fournitures, des

lieux, de leur température variée dans chaque saison, doivent faire l'objet d'une étude particulière : alors telle ou telle dérogation est indispensable, comme le plus ou le moins de matière flexible, un degré de cuisson plus ou moins élevé; mais dans tous les cas on ne peut guère s'écarter de cette instruction écrite.

(Cette instruction nous a été fournie par M. *Bonnard*, de Lyon, qui s'est occupé avec succès de la fonte des rouleaux depuis leur origine.)

12. Refonte. Avant de refondre les vieux rouleaux, avoir grand soin de les laver à la lessive, afin de détacher l'encre dont ils sont enduits ; si elle était sèche, il faudrait la grater avec un couteau ; un corps gras quelconque détériorerait la matière et lui ferait perdre son caustique : puis fendre la composition avec un couteau du haut en bas; elle se détache aisément du bois. Si elle est neuve, on n'a pas besoin de la couper; elle se dissout aisément. Dans l'autre cas, il faut la couper par petits morceaux, pour qu'elle fonde plus facilement et avec moins de perte : si la composition est trop dure, on lavera les petits morceaux dans un seau d'eau; si l'eau était chaude, cela n'en vaudrait que mieux. (Au lieu de ce moyen, on assure qu'en ajoutant à la matière pour 10 centimes de poix de Bourgogne, elle fond aisément.) Ajoutez-y de la mélasse dans la proportion de 2 liv. pour quatre rouleaux. Quand la matière file bien, la composition est bonne.

13. Si les rouleaux avaient été refondus plusieurs fois, et s'ils tiraient trop, on pourrait les refondre sans mélasse et sans y ajouter de nouvelle colle. — Les rouleaux refondus sont meilleurs que les neufs; ils sont plus élastiques et moins fondants. — Avec 3 livres de colle qui ont subi la première opération, et avec la matière de trois vieux rouleaux, en y ajoutant 5 livres de mélasse, on fera quatre rouleaux; si on y ajoutait aussi un petit verre d'esprit-de-vin, cela faciliterait la dissolution.

14. Les rouleaux manquent le plus souvent par les deux bouts; il faut avoir soin que les bois en soient bien secs et que les bouts ne soient pas gras. Il est bon, avant de se servir des rouleaux, d'enduire le bois d'esprit-de-vin, à la hauteur d'un pouce et demi par chaque bout, après les avoir bien ratissés et laissés sécher;

la gélatine tiendra mieux. — Avoir bien soin de nettoyer la moyenne marmite quand on a fini.

15. En général il est plus avantageux de fondre les rouleaux un peu fermes; ils seront moins sujets à l'influence de la température de l'atelier, et alors on pourra facilement employer l'encre forte pour les belles impressions,

16. CONSERVATION. Quand les rouleaux sont *neufs*, il faut les tenir constamment encrés : s'ils sont mous, il ne faut pas les laver, car cela les fait trop tirer et détacher par les bouts; s'ils sont trop frais, ils distribuent mal l'encre, encrassent les caractères, et durent bien moins long-temps; mais on doit les exposer à un courant d'air pour les sécher, et avoir soin de les ratisser avant le service, puis décharger. S'ils étaient secs, il faudrait passer l'éponge tout autour, distribuer sur la table jusqu'à ce que l'eau eût disparu, nettoyer la table, ensuite prendre l'encre. — Quand ils commencent *à vieillir* et qu'ils se durcissent par le travail, on peut les laver à la lessive propre *sans les rincer à l'eau*, et attendre qu'ils soient un peu ressuyés : on les encre, et ils se conservent assez long-temps par ce moyen; si l'on est obligé de recommencer souvent ce lavage, c'est que le rouleau ne vaut plus rien. — Le lieu dans lequel les rouleaux sont suspendus ne doit être ni trop sec ni trop humide.

17. PRIX. *Des moules* :

Un moule ordinaire	15 f.
Un moule perfectionné.	22
Un moule grand-raisin ordinaire	17
Un moule grand-raisin perfectionné. . . .	25
Des ustensiles :	
Tables à encrier de diverses grandeurs, 30 à	35
Trois marmites en fer-blanc pour deux moules	12
Trois marmites *idem* pour quatre moules .	17
Trois marmites en cuivre.	60
Écouvillon, faux rouleaux et rondelles. .	2
Le prix des montures de rouleaux varie, selon les grandeurs, de . . . . 3 f. 50 à	6
Des rouleaux, tout prêts :	
Raisin.	9
Carré.	8

Demi . . . . 5 f.
Quart. 4

ROULER. — 1. On *roule* quand, la tierce étant corrigée, la mise en train ne laisse plus rien à désirer. La surveillance de la couleur doit être continuelle; au fur et à mesure on rétablit les marques qui divisent numériquement le papier, ou qui désignent la présence de papiers à part et le chaperon. — On ne doit pas faire disparaître la feuille manquée qui n'est pas complètement mauvaise : étant en blanc, on la laisse dans le papier retournée in-8°; on la tire en retiration comme une autre feuille, mais on la plie en deux et on la laisse dépasser par un angle le papier ouvert tiré; l'étendeur la réunit aux mises en train. — Il faut observer si tout le mouvement de la machine est constamment régulier; si le train n'éprouve aucune gêne dans sa marche, soit par la saillie extérieure des pointures contre les jumelles, soit par celle des couplets à la platine ou des brochettes, soit enfin par le moulinet gauché.

2. Il peut arriver, par exemple, que tout à coup quelques lettres forcent beaucoup : elles sont bien régulièrement de hauteur et de justification dans la forme, l'intérieur du tympan est intact, mais la main portée sous la platine à l'endroit correspondant y découvre une ordure adhérente et consistante, dont la disparition entraîne celle du défaut.

3. Malgré les soins portés aux rouleaux, il arrive tout à coup que l'influence de l'air les ramollit ou les sèche au point qu'ils ne sont plus propres au travail; cet accident s'annonce par un léger empâtement des bords et des angles des pages, particulièrement aux titres-courants. Aux premières apparences, car le mal ne peut qu'empirer, il faut changer le rouleau; si celui de rechange ne tire pas assez pour enlever promptement toutes les ordures déposées par le précédent, il ne faut point hésiter à brosser la forme en usant des précautions indiquées à l'article *Ordures* 4. Voyez le même article et le même numéro à l'égard d'ordures de même espèce mais peu nombreuses.

4. Il ne faut jamais cesser de rouler sans bien décharger la forme, à plus forte raison sans tirer après avoir touché. Voyez *Toucher* 1.

S

SABOT. On nomme ainsi la platine en bois des presses hollandaises. V. *Crapaud*.

SATIN : pour son tirage V. *Tirage concurrent* 5.

SATINAGE. — 1. Le satinage est aujourd'hui devenu une opération pour ainsi dire obligée pour la plupart des labeurs, dans les départements comme à Paris ; c'est pour ce motif qu'on a cru devoir donner cet article.

2. *Presse à satiner*. Il y a d'abord la presse hydraulique, qui n'a pas de vis, et qui coûte moins cher que celle en bois ; mais il faut se servir de la première, très-supérieure par la force, avec beaucoup de précaution, car en usant de tout son degré de force elle altérerait l'impression, et même rendrait le papier très-cassant. La seconde, à vis en fonte et à écrou en cuivre, a une force modérée dont on ne craint pas les excès à l'égard de l'impression ni du papier.

3. *Cartons et accessoires*. La fabrique de Paris n'est pas encore parvenue à établir des cartons de satinage qui aient assez de durée. Les cartons neufs satinent moins bien que ceux qui ont déjà servi. — Les cartons ont environ une demi-ligne d'épaisseur, qui doit être bien uniforme partout ; ils seraient défectueux s'ils n'étaient ni fermes ni lisses, et à plus forte raison s'ils faisaient la poche : une seule goutte d'eau qui tombe sur un carton y occasione cette poche ; il faut l'enlever sur-le-champ sans l'étendre. — Les cartons format raisin peuvent servir pour le raisin et le carré, et le format carré peut servir pour le carré et au-dessous.

4. Il faut des ais ou plateaux qui aient au moins la grandeur des cartons ; on en place un à chaque cinquantième feuille au plus. A défaut d'un nombre de plateaux suffisant, on a de gros cartons de pâte unis dont tout le tour des bords est renforcé en biseau dessus et dessous, biseau dont la pente doit entrer de trois à quatre pouces vers l'intérieur : en substituant ces cartons aux plateaux, il ne faut plus qu'un plateau par rame.

5. *État et disposition de l'impression à satiner*. Non-seulement le papier même légèrement humide se refuse à un satinage passable, mais il salit rapidement et al-

tère sous d'autres rapports les cartons à satiner; il est donc nécessaire qu'il soit bien sec. — Les feuilles doivent toujours être bien placées dans le milieu des cartons, jamais deux ensemble, même lorsqu'elles ne seraient imprimées qu'en blanc, car placées *blanc contre blanc*, le foulage seul serait abattu : d'où la remarque, en passant, que le satinage remplit le double but d'abattre le foulage et de rendre lisse toute la surface du papier imprimé ou non. — Si les feuilles imprimées portent une ou plusieurs pages blanches, il faut à chaque feuille varier la position, pour éviter l'inconvénient qu'on vient de citer, et un autre plus grave, celui de fausser, de casser même quelque partie de la presse.

6. *Durée de la pression*. Une heure après avoir serré convenablement, et avoir au besoin maintenu droit les cartons durant ce pemier serrage, on donne encore deux tours de vis, et au bout d'une nouvelle heure l'opération est bonne.

Nota. Les gravures coloriées passées à la gomme ne peuvent être satinées par les cartons, car la gomme les y fait adhérer très-fortement, et gravures et cartons seraient détériorés.

SCIER. — 1. Dans la plupart des imprimeries on n'a qu'une scie en fort mauvais état, et cela provient surtout de ce qu'on ne sait pas se servir convenablement de cet instrument; dans beaucoup d'autres, on manque même du petit chevalet, composé de trois petits bouts de planche dressés et ajustés de façon que celui du milieu porte sur le plat du bord d'un marbre, tandis qu'un autre bout est fixé comme l'appui d'une mentonnière renversée, et le troisième comme l'appui d'une mentonnière ordinaire.

2. S'il est indifférent pour quelques bois que le trait de scie soit exécuté carrément, il n'en est pas ainsi pour beaucoup d'autres : le bois de fond, par exemple, doit porter aussi-bien en pied qu'en tête sur la ligne de pied; les têtières doivent porter de même, surtout si les folios sont aux angles des pages, car l'interligne qu'on applique à cet effet au-dessus du folio n'est qu'un soutien accidentel, et se courbe *toujours* quand le bois a plus de trois à quatre points de jeu. — Il est même à remarquer, non-seulement pour les têtières, mais

pour tous les bois qui entrent comme remplissage dans la matière, que ces bois peuvent forcer, bien que de chacun des deux côtés leur longueur isolée entre facilement dans le composteur, en raison de ce que les deux angles opposés diagonalement augmentent effectivement leur longueur totale si chaque bout n'a pas été scié carrément.

SECONDES, V. *Épreuves* 10.

SERRER. — 1. On a cru devoir faire ici un article à part, bien que l'action de serrer soit le terme de l'imposition; mais il est beaucoup d'autres cas où cette action a lieu, et plusieurs remarques intéressantes la concernent, par rapport au nombre et à la position respective des coins, à la manière de diriger le maillet ou le marteau en serrant, enfin à la manière de taquer. Mais on va commencer par reprendre l'imposition régulière du labeur in-8° où on l'a laissée à l'article *Imposer* 4.

2. On serre d'abord légèrement, en commençant par le coin qui est en pied de la page 15; ensuite le plus éloigné du grand biseau, vers la page 7; celui qui est entre les pages 7 et 2; puis celui en pied de la page 2; enfin le troisième du grand biseau qui est à côté de la page 2, vers le bas. On en fait autant au côté gauche du châssis.

3. Ce serrage préparatoire terminé, l'on taque de cette manière: on appuie le dessous du taquoir, qui doit être bien propre, sur l'œil; la main gauche l'y tient appliqué pendant qu'avec le manche du maillet on frappe un ou deux coups sur le taquoir; on passe successivement ainsi sur toute la forme, en appuyant toujours le taquoir sur l'œil à mesure qu'on y frappe. Ce n'est pas taquer, c'est *frapper* lorsqu'on porte le coup avec le taquoir même sur l'œil, et s'exposer à endommager beaucoup de lettres, malgré le bois tendre dont le dessous du taquoir est revêtu.

4. On serre définitivement avec quelque force, et, on baisse les coins au fur et à mesure, toujours selon l'ordre indiqué, et sans taquer derechef, ce qui est plutôt nuisible qu'utile. S'il faut plus d'action de la part des coins, on les chasse avec le décognoir, en appuyant sur les coins à la manière indiquée à l'article *Desserrer* 2. Enfin on *tâte* la forme pour l'enlever:

si des pages bombent, c'est qu'il y a quelque vice dans les objets de garniture ou dans le serrage; il faut rectifier; et si l'on est dans l'impossibilité de changer pour le moment un châssis qui serait cause du défaut, il faut desserrer, et serrer de nouveau avec le seul secours du décognoir, toujours dans le même ordre, mais plus légèrement à la fois et en recommençant jusqu'à ce que la forme soit assez solide.

5. *Observations particulières.* Il est essentiel de considérer que toute composition a généralement de l'élasticité, et que comparativement parlant il n'y en a pas dans la garniture; que cette élasticité cède insensiblement aux efforts des coins, et qu'en conséquence, si tous les blancs de garniture n'ont pas été placés de manière à laisser libre la réduction uniforme et suffisante de l'élasticité en question, la composition tordue n'aura plus sa quadrature régulière, il en pourra tomber plus ou moins de lettres soit en enlevant la forme, soit en faisant épreuve, en la lavant, etc.; le registre ne sera pas possible; tous les bois qui auront commandé, quelque force qu'ils aient, étant restés plusieurs jours dans cet état et ayant subi des lavages et des séchages, seront *forcés* et à réformer. Par exemple, le bois de pied opposé aux petits biseaux, dans l'in-8°, s'il touche au grand biseau en serrant, fera nécessairement cintrer ce biseau, lequel communiquera nécessairement une ligne courbe au côté des pages, au lieu d'y maintenir une ligne bien droite; de même tous les autres blancs de garniture, biseaux, etc., s'ils se commandent d'une manière quelconque, sur champ ou debout, et à quelque angle, quelque partie de la forme que ce soit, y produisent indubitablement les mêmes inconvénients ou les analogues.

6. Dans les bilboquets où les biseaux sont très-courts, un coin seul par biseau est insuffisant, parce que le biais de ces objets tend nécessairement à dévier de la ligne droite: deux coins à chaque biseau, quoique inutiles quant à la force, sont presque indispensables pour la quadrature régulière.

7. Des biseaux de force proportionnée réclament ordinairement deux coins pour les petits, et trois pour les grands, dans l'in-8°; mais si les biseaux sont relativement minces, ou si le format est grand ou large,

en justification, il convient d'augmenter partout le nombre des coins. — Du reste, nulle paresse pour les changer au besoin, surtout en été.

8. Deux biseaux opposés l'un à l'autre du même côté, forment un biais trop rapide pour ne pas exposer les pages à lever, d'autant plus que le coin n'a plus la coïncidence de couche qui convient à une si forte pente, et qu'il nuit d'autant à la solidité d'une forme. — De même deux coins employés pour un plus fort ont un égal défaut et produisent un égal effet si on ne les réunit réciproquement, le côté le plus étroit de l'un au côté le plus large de l'autre.

9. On a remarqué qu'en général les formes qui tenaient le mieux sont celles dont les coins sont bien arrêtés particulièrement aux angles ou vers les extrémités des biseaux, c'est-à-dire que des trois coins des grands biseaux de l'in-8°, par exemple, le premier et le dernier sont assez près des bas de pages, et le troisième au milieu de la longueur du biseau ; et aux petits biseaux, dans la même position relative.

10. On doit absolument s'abstenir de serrer d'un côté du châssis avant que l'autre ait été arrêté par les coins ; sans cela on force nécessairement la barre. — La main en chassant les coins doit se diriger légèrement du dedans de la forme en dehors.

11. Si le format est étendu par lui-même ou par les marges, comme un très-grand in-4° ou in-12, de façon que pour serrer au delà il faille tendre le bras, il vaut mieux se déplacer pour serrer plus d'aplomb, carrément, et solidement, car le bras tendu qui frappe fait un circuit dépourvu de justesse et de force.

12. Quand on impose des tableaux dont le remplissage des colonnes est de bois, il faut serrer assez fort de côté vers la tête et le pied, supposé que, comme cela doit être, les bois aient en pied des lignes de cadrat ; mais on serre modérément au pied, par rapport au défaut d'élasticité des bois debout ; et peu au milieu de la longueur des colonnes, parce que, bien qu'en ce sens il y ait quelque élasticité, il y en a cependant moins, si les bois sont droits, que dans la composition des têtes.

13. *Serrer des formes debout.* Quand les coins d'une forme ont seulement faibli au point qu'elle est encore mania-

ble tenue d'aplomb, on chasse facilement les coins dans cette position avec un marteau (non avec un maillet), en frappant alternativement dessus et dessous pour maintenir les coins dans la direction du biseau, dont par-là ils dévient constamment; ce qui a lieu surtout à l'égard des petits coins, les grands offrant un plus libre accès. — Si la forme est trop lâche, on l'appuie sur un ais; dans l'impossibilité, on l'asperge fortement à plusieurs reprises pour faire adhérer la lettre et gonfler les bois, ce qui a lieu au bout de quelques heures. — Quant à la forme dont il est déjà tombé quelque partie, il est toujours avantageux de mouiller, de s'aider de quelque réglette, coulisse, etc.; mais l'intelligence et la dextérité sont les principaux moyens, et ils ne peuvent être employés qu'avec le sang-froid dont le compositeur victime de la chute est souvent incapable.

SIGNATURES. — 1. On nomme ainsi les indications en chiffres placées dans les lignes de pied des premières pages de chaque feuille d'un volume ou de chaque cahier, soit pour en marquer simplement l'ordre successif, soit pour désigner simultanément la tomaison si l'ouvrage comporte plus d'un volume. (Voyez *Format* 4-4° pour la situation relative des notes au bas de justifications accidentellement élargies.) — La plupart des manuels donnent des tables pour reconnaître les *signatures à mettre au premier folio des feuilles;* la lecture du paragraphe 5 ci-après prouvera du reste combien de pareilles tables sont inutiles dans beaucoup de cas; et pour les autres on conçoit qu'il est tout aussi facile de trouver la signature que l'on cherche en faisant usage de quelques chiffres avec la plume, que de feuilleter un manuel par ordre de matière.

2. Les signatures sont d'une grande utilité pour l'assemblage, la brochure ou la reliure et l'impression, mais parfaitement inutiles au lecteur; aussi, au lieu de les répéter, comme autrefois, à la première page des quatre premiers feuillets d'une feuille in-8°, par exemple (A, A 2, A 3, A 4), on ne les figure plus qu'en chiffres d'un œil inférieur sur la première page des deux premiers feuillets (1 sur la page 1, et 1. ou 1* sur la page 3); et au lieu de les placer au bas des pages à une distance égale à celle des autres lignes entre elles, on les distante plus fortement. — Se réduire à

une seule signature par feuille, c'est s'exposer trop souvent à rendre méconnaissable le côté de deux. — Cependant on fera remarquer que le célèbre Fournier jeune a donné l'exemple d'une grande simplification qu'on a beaucoup tardé à imiter; car le premier volume de son manuel, imprimé chez lui en 1764, n'a qu'une majuscule à la première page de chaque feuille; et le tome 2, publié en 1766, n'a qu'un seul chiffre à la même page; ces deux volumes n'ont d'ailleurs aucune réclame.

3. Plusieurs circonstances doivent être considérées impérieusement si l'on veut déterminer d'une manière convenable la force d'œil relative des signatures, afin de leur donner en même temps l'expression et la situation qui conviennent à leur rôle isolé.

4. *Soit un ouvrage en* un seul *volume in*-8°. — Il ne faut que la signature numérique des feuilles. Le texte étant en dix et sans notes, le numéro sera en neuf ou en huit, et en sept s'il y a des notes en huit. Ce numéro sera régulièrement rentré à droite de trois à quatre cadratins du corps de la signature dans un in-8° moyen; mais si la présence de quelque nom sous forme de signature, de quelque opération en chiffres, offre une certaine confusion par sa trop grande proximité, le numéro sera déplacé accidentellement, en le portant assez à droite ou à gauche pour lui donner en même temps l'évidence qu'exige son rôle hors d'œuvre.

5. Mais ce volume peut comporter des parties éventuelles faisant plus d'une feuille, et que souvent pour de bonnes raisons on n'imprime qu'après le texte; alors il faut deux séries différentes pour signer les feuilles, et c'est pour cela qu'on applique des minuscules italiques ou romaines, toujours du même œil ou du même corps que les autres signatures, aux premières pages des feuilles éventuelles. — Les deux séries sont également progressives. Cependant la première peut avoir pour terme le c, par exemple, quoiqu'elle ne comporte effectivement que deux feuilles et un onglet, ou un quart, une moitié, trois quarts de feuille, de sorte que souvent trois signatures n'offrent réellement que deux feuilles et une fraction quelconque de feuille. La seconde série est non-seulement sujète au même résultat final, mais il peut être renouvelé plus ou moins

de fois dans le cours du même volume s'il est publié par livraisons dont l'étendue ne s'accorde pas rigoureusement avec un nombre total de feuilles complètes; et alors la signature 30, par exemple, pourra bien ne représenter que la feuille 26. — Si l'on est sûr d'avance qu'il n'y aura que les titres, une dédicace, un avis court; si d'avance aussi on a pu fixer irrévocablement à six le nombre exact de ces pages, et qu'on veuille les faire comprendre dans la pagination parce que le manuscrit est d'un produit numériquement faible, la signature 1 sera placée à la page 7, la 2 à la page 23, etc., et derechef la série des signatures pourra représenter vingt-quatre feuilles quoiqu'il y ait six pages de plus. En outre, dans les diverses hypothèses qu'on vient de mentionner, et qui se réalisent assez fréquemment, l'identité des signatures avec les premières pages des feuilles ou des cahiers n'existe plus que dans les tables ou *comptes-faits* des manuels dont on a parlé plus haut.

6. *Soit un ouvrage en* plusieurs *volumes* in-8°. — Alors la série des feuilles de texte aussi-bien que celle des feuilles des parties éventuelles est toujours accompagnée de la tomaison, que l'on place à gauche en regard du numéro de la feuille, que l'on fait du même œil que le numéro, que l'on figure soit en chiffres arabes suivis du point, ou mieux en chiffres romains tirés des médiuscules; et qu'enfin l'on rentre de façon à lui ôter tout alignement vertical avec le début des alinéas du texte ou des notes, afin qu'elle occupe aussi la position relative commandée par son rôle particulier. Nouvelle raison de forcer ici le blanc entre la page et la double signature, raison fortifiée encore par le cas suivant.

7. Si l'ouvrage en plusieurs volumes est une collection d'œuvres du même auteur, la tomaison par le simple chiffre romain peut devenir insuffisante, car douze volumes d'œuvres peuvent ne contenir que cinq ou six ouvrages dont la plupart formeront plusieurs volumes; et comme il importe beaucoup plus de marquer à chaque feuille de ces volumes la tomaison particulière, d'autant plus que la tomaison générale est indiquée à chaque frontispice, on relate l'expression principale du titre à la place de la tomaison, en faisant précéder ou suivre l'expression du numéro parti-

culier du volume, ou en figurant l'expression unique si l'ouvrage particulier ne forme qu'un seul volume. Le caractère de cette expression, bien qu'il doive toujours s'accorder de corps avec la signature de la feuille, doit être tellement varié d'œil qu'il tranche fortement avec la dernière ligne de note que le hasard peut étroitement rapprocher de la tomaison. Ainsi, par exemple, si le texte est en dix, et les notes en romain du huit, l'expression en question serait trop peu distincte si on la composait en minuscules romaines du sept ou du sept et demi : il faut donc la figurer régulièrement en minuscules italiques ou en médiuscules du sept, lui donner une position plus sensiblement rentrée, et l'écarter aussi un peu plus dans le sens vertical, d'autant plus qu'une note d'une seule ligne porte par-dessus un blanc assez fort dont le seul voisinage fait paraître celui de dessous plus rétréci.

8. *Soit un format in*-12. — On impose la feuille de ce format en un, deux, ou trois cahiers; selon ce nombre, et outre la tomaison répétée, il faut à cette feuille ou la signature 1, ou les signatures 1, 2, ou 1, 2, 3, toujours progressivement, car cette manière garantit de certaines erreurs que pourrait produire à l'égard du relieur la circonstance suivante. — Chacun de ces cahiers a nécessairement un encart, lequel porte à sa première page le numéro de la signature du cahier dans lequel il doit s'encarter, accompagné de plusieurs points successifs, ou d'un ou de quelques astérisques, ou de toute autre manière, pourvu que l'accompagnement soit sensiblement différent de celui qui distingue le numéro du côté de deux : on voit par-là que si les numéros des cahiers n'étaient pas progressifs, ils seraient aisément confondus avec les numéros des encarts.

9. On a dit plus haut, 5, comment on devait signer les diverses fractions de feuille, ce qui est conforme d'ailleurs au principe de la progression; on se répètera ici en quelque façon : par exemple, si les parties éventuelles fournissent une queue de quatre pages en sus de la feuille c, la première de ces pages portera la tomaison au besoin et la signature *d*; et s'il y a douze pages fin du texte en sus de la feuille 30, la première de ces pages portera en signature le n° 31, et la neuvième le n° 32 : on préfèrera faire un cahier seul et

progressif du dernier carton, à un encartement dans les huit pages, parce que, encore une fois, l'encart doit porter pour signature la répétition du numéro de son cahier, répétition plus sujète à erreur.

10. Les signatures sont négligées aux faux-titres et au frontispice qui les suit, mais il les faut indiquer à tous les faux-titres du cours d'un volume lorsqu'ils y tiennent la place des pages auxquelles la règle veut qu'on les applique d'ailleurs.

11. Toute partie réimprimée pour un volume doit porter une marque distinctive de réimpression à côté des signatures, ou une signature d'encart qui soit distinguée des signes admis régulièrement. Par exemple, si l'on réimprime les deux premières et les deux dernières pages de la feuille 2, la page 17 portera, outre les signatures qui lui sont propres par son premier tirage, quelques points successifs ou une étoile avant ou après le numéro, mais très-rapprochés; s'il s'agit des pages 19, 20 et 29, 30, le même signe distinctif sera porté à côté et tout près du numéro qui marque le côté de deux de cette feuille; et si l'on refait des pages exemptes d'une signature primitive, on appliquera à la première de ces pages la tomaison et la signature propres à la feuille à laquelle elles appartiennent, et toujours en y joignant la distinction particulière qui les doit faire reconnaître sans équivoque pour une réimpression.

SIGNES DE CORRECTION ET DE LEURS **RENVOIS**. — 1. Il existe une distinction bien tranchante entre ces deux espèces de signes: la première est l'équivalent d'un verbe, en ce qu'elle comporte par elle-même l'explication des corrections; et la seconde est un simple signe correspondant figuré d'abord sur l'impression à la place même où il faut opérer, puis répété sur la marge à côté du signe de correction. Néanmoins, 1° il est des fautes, comme la substitution et l'addition, qui ne comportent pour leur indication que le signe de renvoi, la correction étant figurée sur la marge par les lettres à échanger ou à ajouter; 2° d'autres fautes sont indiquées par des lettres d'échange ou de substitution concurremment avec le signe de correction et celui de renvoi; et 3° enfin d'autres fautes encore ne comportent pour leur indication que le signe de correction seul figuré sur l'impression et sur la marge. Ces trois cas ont dans leur application une concurrence si variée et si occasionelle, qu'il devient beaucoup plus clair de les signaler au fur et à mesure, parce que leur énonciation classique ne dispenserait ici d'aucune des remarques particulières à leur égard. — Mais il convient d'abord de faire quelques observations générales sur la forme individuelle et relative des divers signes, et sur quelques abus fréquents qui résultent de leur fausse ou inutile application.

2. Il est incontestable que la série des signes de correction la plus claire, la plus distincte, est celle où chacun d'eux n'offre pas par sa forme totale la moindre similitude qui puisse aisément le faire confondre avec un autre; et ce qui est vrai pour les signes de correction l'est non-seulement pour les signes de renvoi, mais encore à l'égard de ces deux espèces de signes entre eux. — S'il faut éviter jusqu'à la moindre diffusion dans les traces d'une opération qui a pour but unique de corriger les fautes de toute nature dans les épreuves d'une impression, il est évident que ces traces ne doivent comporter aucun trait inutile, et qu'à plus forte raison elles ne doivent point être appliquées alors qu'elles n'ont pas un but réel d'utilité.

3. Il ne faut donc pas marquer un redressement, un chevauchage, où il n'y a rien à redresser, où rien ne chevauche, parce que plus la marge est chargée, même de corrections utiles, et moins elles sont saisissables par leur complication; et puisqu'elles sont déjà susceptibles par-là d'être partiellement omises lors de la correction sur le plomb, c'est un mal réel d'augmenter cette complication soit par une sorte de distraction, soit en traçant sur la marge des signes dont le développement vertical surtout dépasse de beaucoup l'espace relatif qu'offre chaque ligne en particulier pour sa correction. — Il ne faut pas figurer le signe *deleatur* par un simple *d*, parce qu'il est tel cas où cette lettre pourrait être prise pour la correction *ajoutez*, comme lorsqu'on indique la supression du *b* dans *Mabillot*, et qu'au lieu de la suppression pour produire Maillot on substitue le *d* au *b* et que l'on produit *Madillot*. — Il ne faut pas non plus ajouter le point à aucun signe de correction ni de renvoi, parce que toute ponctuation à côté d'un

de ces signes n'est censée y être figurée que comme une correction à exécuter. — Si l'on a à faire faire un nouveau classement d'articles, d'alinéas, il est convenant d'employer une série numérique ou alphabétique de signes pour indiquer le nouvel ordre, mais il ne faut ni parenthèses, ni crochets, ni ponctuation pour accompagner ces signes ; il suffit de les entourer circulairement et complètement d'un trait de plume pour les isoler et les réduire au simple rôle de signe de renvoi.

4. Encore une remarque générale et préalable. On porte les corrections sur les marges *extérieures*, savoir à gauche pour le verso, et à droite pour le recto ; on les figure en général à côté de la ligne qu'elles concernent, et dans un ordre successif, c'est-à-dire que sur le verso la première faute est indiquée tout près du début de la ligne, et son signe de renvoi à sa gauche ; la seconde faute encore à gauche du premier signe de renvoi, et le second signe de renvoi aussi à gauche du second signe de correction, etc.; et sur le recto la première faute est marquée tout près de la fin de la ligne, son signe de renvoi à sa droite, etc. Les trois autres marges de chaque page peuvent successivement être occupées aussi, mais seulement pour de justes motifs, car les corrections réunies sans diffusion sur une seule marge sont mieux saisies par le compositeur à la correction sur le plomb, et mieux aussi par la personne chargée de conférer simplement l'épreuve ou de voir la tierce.

5. ₰ *Deleatur*, effacez *ou plutôt* supprimez. . . .

On préfère ce signe à celui qui occupe une plus grande étendue par sa queue inclinée et prolongée à droite ; mais s'il n'est tracé d'une manière très-distincte, il peut facilement être confondu avec le signe *retournez*.

6. Si le *deleatur* indique la suppression d'une, de deux, ou de trois lettres en contact au milieu d'un mot, le signe de renvoi sera un, deux, trois traits verticaux indiqués et sur les lettres à supprimer et sur la marge, mais ces traits seront réciproquement accompagnés en tête et en pied du signe horizontal *rapprochez* (voy. ci-dessous 17), qui indiquera qu'il faut supprimer en rapprochant les parties du mot restées.

7. Si au contraire les parties restées doivent être disjointes, le *deleatur* sera accompagné sur la marge du signe de correction *écartez* ou *séparez* (voy. ci-après 15), indépendamment du signe de simple renvoi.

8. Si la suppression comporte plus de trois lettres, un ou plusieurs mots, le signe de renvoi sur l'impression sera un trait vertical sur la première lettre et un autre sur la dernière, et un trait horizontal passé sur le milieu de l'œil des autres lettres remplira l'intervalle complet entre les deux traits verticaux; si la suppression a lieu à la fin d'une ligne, le trait vertical ne sera placé qu'une fois à gauche, et si elle a lieu à son début, qu'une fois à droite. Ces mêmes signes de renvoi seront reproduits sur la marge à côté du *deleatur*, sauf à leur donner moins d'étendue. On fera observer à l'égard de ce paragraphe que bien des correcteurs font à l'impression, sur les parties à supprimer et à retourner, des lignes transversales plus ou moins inclinées de droite à gauche; le manuel de M. Brun enseigne même cette inclinaison du trait : aussi, dans la leçon exemplaire qu'il y donne pour *retourner*, quelques extrémités de ce trait touchent à des lettres voisines étrangères à la correction, malgré l'exactitude linéaire propre aux démonstrations figurées par le procédé typographique; et dans un de ses exemples pour *supprimer* deux lettres contiguës, le trait incliné ne porte que sur la première lettre : c'est assez prouver, ce semble, que le trait incliné, s'il n'est vicieux radicalement, comporte au moins assez de défauts pour devoir le céder au trait horizontal non incliné, qui est exempt de diffusion, d'obscurité, parce qu'il partage régulièrement en deux la hauteur d'œil, et que son étendue est limitée sans équivoque par le trait vertical qui l'accompagne au besoin; et il est nécessaire que l'équivoque soit prévue par la forme même de la correction.

9. Enfin, si l'on veut faire supprimer une ligne entière ou quelques lignes, le trait horizontal complet suffit sur l'impression, et le *deleatur* sur la marge; mais s'il y avait un certain nombre de lignes on tracerait un trait horizontal sur la première et un autre sur la dernière, en ajoutant deux autres traits diagonalement entre les traits horizontaux, et toujours en figurant le *deleatur* sur la marge.—On indique la suppression d'un

alinéa ou d'un blanc en couvrant d'un trait horizontal simple le blanc à supprimer, et en indiquant la suppression sur la marge.

10. . . . . 3 *Retournez*. . . . .

Si ce signe est mal tracé il est susceptible de contracter quelque similitude avec le *deleatur*. Il doit être accompagné comme le *deleatur* quant aux signes de renvoi correspondants, à leur nombre et à leur forme graduée; mais il y a cette différence accidentelle que la lettre, ou les lettres, ou les mots à retourner, ne doivent pas être rendus méconnaissables par les signes de renvoi qui portent sur l'impression, parce que si une ou plusieurs des lettres à retourner échappent de la main en corrigeant sur le plomb, se déplacent, et sont égarées ou perdues, on n'a plus sous les yeux ni copie ni ordre de placement des lettres à retourner; et que de fautes alors peuvent s'ensuivre, surtout dans un bon à tirer, une tierce, si l'on ne sait pas douter, oui si l'on veut éviter une perte de temps fort utile? Il faut donc dans un caractère menu, ou lorsque la lettre à retourner est mince, interrompre le trait vertical sur l'œil, en le commençant au-dessus et le prolongeant au-dessous

11. . + *Abaissez* (un blanc quelconque) . . . .

Rien de plus simple que ce signe; mais on conçoit que sa forme, même en la soumettant un peu à celle de l'X majuscule pour diminuer son étendue horizontale, est encore trop grande pour être appliquée sur l'impression, car elle dépasse généralement le blanc qui sépare les mots, et surtout l'espace qu'on met parfois entre les lettres du même mot : le signe *abaissez* doit donc être porté seulement sur la marge, mais accompagné du trait de renvoi correspondant figuré aussi sur l'espace même ou le blanc qui marque; le trait pourra porter sur une seule partie de la ligne, ou être répété sur plusieurs autres, mais il suffira que la correspondance sur la marge offre le même nombre de traits à côté du signe. — Dans le cas cependant où le signe *abaissez* porterait sur une composition où les signes de mathématiques sont plus ou moins fréquents, il faudrait le différencier assez pour qu'on ne le confondît pas avec le *plus* ni avec le *multiplié par*.

12. Si quelques correcteurs appliquent abusivement ce signe sur l'impression, d'autres au contraire n'y figurent rien, pas même le trait de renvoi; à cet égard on fera remarquer que l'épreuve étant plus nette lors de la lecture, une espace qui marque faiblement y est plus sensible qu'après que l'épreuve a été feuilletée par des mains noircies et qu'elle a été déposée, appuyée, sur des formes le plus souvent encrées; qu'en conséquence le trait de renvoi sur l'impression, d'ailleurs si facile à exécuter rapidement, pare à l'inconvénient dont on vient de parler, et accélère en outre la correction en indiquant au premier coup-d'œil chaque endroit où il faut abaisser. — On ajoutera qu'ici l'on borne l'action du signe *abaissez* à l'espace et autres blancs qui marquent, tandis que dans certaines séries de signes on lui donne en outre celle de faire abaisser les lettres hautes, et même encore le rôle de simple signe de renvoi sur des lettres à supprimer.

13. ⊓⊔ ⊔⊓ *Transposez* (horizontalement). .

Ce signe est généralement figuré à angles droits, comme ici, lorsqu'il concerne seulement quelques lettres ou quelques mots de la même ligne; alors, indiqué fort exactement sur l'impression même, il est simplement reproduit d'une manière rétrécie sur la marge, où il n'est besoin de l'accompagner du signe de renvoi qu'autant que la présence d'autres corrections sur la même ligne l'exigerait pour la clarté.

14. . . . ⊐⊏ *Transposez* (verticalement) . . . . . .

Mais lorsque ce signe indique la transposition de lignes ou même d'alinéas, il est retourné de façon que ses deux lignes horizontales deviennent verticales, et alors la plupart des séries de signes de correction lui donnent des angles curvilignes : on est convaincu que dans tous les cas l'angle droit a une force d'expression supérieure à celle de l'angle curviligne, au moins dans cette sorte de fixation qui opère sur des sujets dont la forme affecte la quadrature; en conséquence on adopte ici l'uniformité que ce raisonnement indique. — Ce signe est reproduit en raccourci sur la marge.

15. . . ⫲ *Écartez* (horizontalement). . . . . .

Quand ce signe concerne seulement l'écartement de lettres ou de mots, il est simplement figuré sur la marge avec les signes de renvoi correspondants; il peut y être unique s'il y a plusieurs fois à exécuter la même correction, pourvu que le nombre des traits correspondants soit réciproquement exact sur l'impression et sur la marge à côté du signe, car le laconisme, la concision, est de rigueur dans toutes les indications des corrections.

16. . . ——‖ *Écartez* (verticalement). . . . .

Si le signe *écartez* concerne le resserrement de deux lignes entre elles, comme lorsqu'il est appliqué pour obtenir le rétablissement d'une interligne courante qui manque, on trace un trait, qui dépasse un peu de chaque côté, dans toute la longueur entre les deux lignes, et l'on figure deux traits verticaux sur une seule des extrémités ou sur les deux qui dépassent, ou même on simplifie comme pour la rapproche verticale (voy. ci-dessous 18); mais si c'est pour obtenir accidentellement plus de blanc, on ajoute abréviativement à côté le nombre de points qu'il faut de plus.

17. . . ⁀‿ *Rapprochez* (horizontalement). . . . . .

C'est ainsi qu'on marque une rapproche horizontale ou *de frotterie*. Quand il s'agit de faire disparaître le blanc entier sur lequel ce signe opère, chaque segment doit porter sur toute la largeur du blanc, et alors les deux segments sont joints par un trait vertical tracé au milieu, comme il est dit pour le *deleatur*; s'il faut réduire seulement une partie du blanc, les segments sont étendus proportionnément à l'étendue de cette partie, mais ne reçoivent plus le trait copulatif; dans le premier de ces deux cas, si la correction doit être exécutée sur plusieurs points de la même ligne, les deux segments liés par le trait vertical seront appliqués sur chacun des points, mais sur la marge il suffira de figurer deux segments et de les lier verticalement par autant de traits qu'il y a de points à corriger; dans le second cas les deux segments seront reproduits et sur l'impression et sur la marge réciproquement autant de fois, toujours sans être joints par le trait vertical en question; mais il faudra isoler chaque indication sur l'impression et sur la marge par le signe de renvoi ou trait séparatif à côté des segments, si les corrections portent sur des distances inégales et si d'ailleurs il y a dans la même ligne des corrections d'une autre espèce.

18. . . ( ) *Rapprochez* (verticalement). . . . . .

Le signe *rapprochez*, lorsqu'il s'agit d'opérer verticalement, change de position comme le signe *transposez*; mais on peut tracer un trait dans toute la longueur des deux lignes dont il indique le rapprochement, et faire porter sur chaque extrémité de ce trait le segment retourné, ou donner à ce trait moins de prolongement dans l'intérieur, ou enfin ne figurer que d'un seul côté un segment et un trait peu prolongé; et si le rapprochement doit être au-delà de l'interligne courante, on indique abréviativement le nombre de points à supprimer du blanc.

19. . . . . . ∼∼∼ *Redressez*. . . . .

Ce signe très-simple et sinueux doit être tracé sur toute la partie tortueuse de l'impression, réitéré au besoin dans la même ligne, et être reproduit sur la marge en raccourci et une seule fois, sans autre signe de renvoi. (Voy. ci-dessous 22.)

20. Si le signe *redressez* a pour but de rectifier un *chevauchage*, qui consiste dans le déplacement d'une ou de plusieurs lettres qui montent ou descendent aux extrémités des lignes, une fraction de ce signe porte dessus et une autre dessous le chevauchage même; s'il a lieu successivement sur plusieurs lignes contiguës, il suffit d'un trait nouveau sous chaque ligne après la première. En avançant l'extrémité fractionnaire du si-

gne un peu avant sur la marge, on peut se passer d'y reproduire aucune indication anologue.

21. . . . . . . Nettoyez. . . . .

Toute l'étendue des lettres, des mots malpropres, doit porter uniquement ou réitérément, selon le besoin, les deux traits horizontaux sur l'impression; et sur la marge, les deux traits horizontaux pointillés au milieu, le tout figuré en raccourci, peuvent n'être indiqués qu'une seule fois s'il n'y a pas complication d'autres corrections dans la même ligne. — On comprend ici sous l'épithète de *malpropres* les lettres hautes élevées par quelque ordure sous leur pied ; et en effet l'œil en est pâteux par rapport à cette ordure.

22. . . *Nettoyez et redressez*. . . . . .

S'il y a à nettoyer et à redresser simultanément, toute la différence de ce signe consiste en ce que les deux traits horizontaux deviennent sinueux et que les points suivent les sinuosités.

23. . . . . . *Substitution et addition*. . . . .

Elles ne peuvent être marquées, comme on l'a dit ci-dessus 1-1°, que par des signes de renvoi figurés sur l'impression, et reproduits sur la marge à côté de l'indication des lettres ou mots à substituer et à ajouter : ces signes sont de simples traits verticaux; généralement on les multiplie en les variant accidentellement par des traits horizontaux (voyez ci-dessus 8 et ci-après 24); seulement, lorsqu'il s'agit d'ajouter une lettre dans un mot en menu caractère, ou que l'endroit où il faut la faire entrer n'offre pas assez d'espace pour que le trait vertical y soit figuré sans effacer les lettres voisines, on a recours à un signe de renvoi qui imite la forme d'un angle aigu, de sorte que la partie aiguë de ce signe appliquée à la base de l'œil entre les deux lettres en question n'endommage ou n'efface rien et satisfait pleinement à la clarté: il est bien entendu que ce signe de renvoi est reproduit sur la marge. On peut modifier ce signe de renvoi s'il doit être appliqué plusieurs fois dans une même ligne.

24. Quand pour la même ligne on a marqué sur la marge et dans l'ordre successif voulu (ci-dessus 4) un certain nombre de coquilles, chacune étant accompagnée du simple trait vertical correspondant, il n'y a plus assez de place entre ces indications faites sur la marge pour y intercaler selon l'ordre une correction découverte postérieurement : dans cette circonstance on indique la nouvelle correction à la suite de la dernière; mais l'ordre successif étant interverti, chacune des barres verticales reçoit horizontalement une augmentation de trait à une de ses extrémités, afin de ne laisser aucun doute sur l'identité réciproque de chaque correction. Cette manière de distinguer ou de modifier le trait vertical est assez riche, car si à quatre de ces traits | | | | on ajoute seulement un autre petit trait horizontal en variant sa position (⌈ ⌊ ⌉ ⌋), on obtient quatre signes différents bien distincts ; si l'on double ce trait on obtient encore quatre signes de renvoi nouveaux; enfin on les multiplie beaucoup encore non-seulement en faisant dépasser des deux côtés une fois, deux fois, le trait horizontal vers les extrémités du trait vertical, mais encore en ajoutant d'une manière variée un point, un petit circuit, à une ou à plusieurs des extrémités horizontales.

25. Lorsque l'ajouté ou le bourdon dépasse un ou deux mots, on le transcrit ordinairement sur la marge de tête ou de pied, bien entendu avec le signe de renvoi réciproque, mais que l'on rend plus saillant, surtout sur la marge; et il doit être sensiblement différent de tous les autres signes de renvoi employés dans la même page, vu que la correction n'est plus en regard de la ligne où il faut opérer. — Enfin si c'est un bourdon ou un ajouté considérable, on inscrit à côté du signe de renvoi correspondant, *Voir copie* ou *feuillet ci-joint*, etc.

26. Quant aux *mauvaises lettres* que l'on marque afin de leur en substituer de bonnes, on agit sur l'impression à la manière ordinaire avec des traits verticaux simples ou modifiés ; mais sur la marge, à côté d'une lettre d'échange ou de plusieurs contiguës, au lieu des signes correspondants on trace un seul segment un peu plus allongé par les extrémités que la parenthèse.

27. A l'égard de lettres dont l'œil est étranger ou dif-

férent, qu'elles s'alignent ou non, et qu'elles soient ou non de hauteur en papier, on les barre verticalement sur l'impression comme les autres lettres à changer, et sur la marge on se contente d'entourer quadrangulairement les lettres à substituer qu'on y figure.

28. La substitution de l'*italique au romain* ou du *romain à l'italique*, pour un mot ou plusieurs mots, est indiquée simplement sur l'impression par un trait vertical placé à côté de la première lettre, auquel on joint, en dessous et dans toute la longueur des mots, un trait horizontal, lequel forme à son point de jonction avec l'autre un angle droit; ce trait angulaire est reproduit en raccourci sur la marge, et en dedans de l'angle on exprime abréviativement *it.* ou *rom.* — On en fait autant pour le changement en médiuscules ou en majuscules, en mettant *méd.* ou *maj.* au lieu d'*it.* ou *rom.*

29. Mais si une à deux lettres seulement doivent éprouver la substitution, on les marque à la manière ordinaire avec des traits verticaux réciproques, et les lettres indiquées sur la marge doivent être soulignées une fois pour l'italique, deux fois pour les médiuscules, trois fois pour les majuscules, et quatre fois pour les binaires.

30. . . . . . . ⌣ *Remontez*. . . . .

C'est à l'égard des lettres supérieures qui descendent de la ligne horizontale que tracent les longues en haut. On répétera en passant que les lettres supérieures courtes, telles que l'^{e}, l'^{r}, ne peuvent monter aussi haut que l'^{l}, le ^{d} (voy. *Lettres supérieures* 2). Ce signe de correction porté simplement sur l'impression et sur la marge se sert à lui-même de signe de renvoi. Mais quand ce sont des lettres ordinaires auxquelles on veut substituer des lettres supérieures, on fait usage de traits verticaux correspondants, et les lettres supérieures, figurées en marge selon leur position naturelle et leur proportion, prennent chacune un petit trait vertical dessous qui est censé figurer le blanc que la lettre supérieure porte inférieurement sur sa tige.

31. L'addition marginale à faire monter pour l'ali-

gnement horizontal de son début, est entourée de ce même signe plus développé, mais il est retourné si au contraire l'addition doit descendre pour le même alignement.

32. . [*Rentrez* (pour marquer l'alinéa). . . . .

On figure simplement ce signe de correction et sur l'impression et sur la marge.

33. . . .] *Alignez* (verticalement). . . . .

Ce signe s'applique réciproquement comme le précédent, sauf que l'on tourne à droite ses deux plus petits angles si le lieu de l'alignement l'exige; mais à la place de ce signe pour faire aligner verticalement une ou plusieurs lignes dans des opérations, ou pour faire rentrer des vers d'après leur mesure, des correcteurs emploient fort à propos la figure d'un carré régulier pour indiquer la rentrée d'un cadratin, et d'un demi-carré pour celle d'un demi-cadratin.

34. Si l'alignement vertical n'est interrompu que légèrement aux extrémités des lignes, surtout parce que par suite d'un remaniement mal terminé la lettre est plus ou moins irrégulièrement couchée, un trait sinueux unique, prolongé tout exprès, en dehors, et dans la longueur du défaut, l'indique suffisamment et sans équivoque à la correction sur le plomb.

35. . *Alignez* (horizontalement). . . . .

S'il s'agit d'un défaut d'alignement horizontal occasioné par une mauvaise disposition dans le parangonnage, le signe *alignez* (verticalement) couché sur son côté droit est appliqué réciproquement sur l'épreuve comme dans les cas ci-dessus 32 et 33.

36. . . . . . *Remaniez*. . . . .

Il faut bien connaître le mécanisme de la composition pour indiquer à l'avance sur une épreuve, et ligne à ligne, un remaniement qui donne un bon résultat. Ce qui met surtout en défaut quelques correcteurs à ce sujet, c'est de ne pas tenir compte de la chasse et du regagnage qu'occasionent la suppression et la présence alternatives du signe de division causées par le remaniement lui-même ; c'est qu'ils n'apprécient pas assez justement la quantité d'espaces qu'on peut jeter ou gagner par ligne, relativement au nombre de mots qu'elle contient ou aux traits d'union qui peuvent céder ou recevoir des espaces. — Le signe du remaniement peut être simplement indiqué sur le bord où il doit être exécuté ; à moins qu'il n'y ait un accompagnement d'autres corrections assez considérable pour faire sentir le besoin de répéter le signe de remaniement sur l'extérieur de la marge.

37. . . . . . *Observations particulières*. . . . .

Pour les labeurs *à trois ou à quatre colonnes*, qu'assez souvent on impose en placard pour leur correction en première d'imprimerie et d'auteur, si leurs blancs séparatifs sont étroits, on trace d'abord un renvoi correspondant sur l'impression, et l'on conduit légèrement le trait jusqu'au blanc le plus voisin, sur lequel on indique la correction à exécuter. — On en fait autant sur les *tableaux*, sur les *opérations* compliquées des mathématiques ou sur d'autres, quand on est gêné accidentellement pour indiquer les corrections en marge.

38. Si sur une seconde, un bon à tirer, quelques parties de page, d'alinéa, viennent trop faiblement pour pouvoir apprécier la bonté des lettres (car il faut les marquer en marge lorsqu'elles sont méconnaissables), on entoure légèrement ces parties d'un trait de plume en suivant les sinuosités que leur faiblesse trace elle-même : c'est un avis à la personne qui vérifie l'épreuve ou qui voit les tierces de relire ces parties subséquemment.

39. Dans les corrections du *plain-chant* et de la *musique* on trace un trait vertical de renvoi sur la note à changer, on reproduit ce trait sur la marge, et à côté l'on figure sur quatre ou cinq barres la note à substituer.

40. Enfin, si l'on veut *imprimer en rouge et en noir avec une seule composition*, on fait composer une feuille complètement, et sur la première ou la seconde épreuv on entoure quadrangulairement et sensiblement cha-

que partie qui devra être en rouge : le metteur en pages ayant remplacé ces parties par des blancs justes pour le tirage en noir, y rétablit après ce tirage les parties extraites pour exécuter l'impression du rouge.

41. On voudra bien remarquer que des quinze signes de correction que contient la série qui précède, chacun a une forme et un rôle individuels parfaitement distincts. — Si par l'opiniâtreté dans les habitudes ou par un motif quelconque on ne pouvait différencier clairement les deux signes *supprimez* et *retournez*, il vaudrait mieux continuer de figurer le *deleatur* à queue inclinée et prolongée à droite dont on a parlé ci-dessus 5, car, encore une fois, la confusion dans les signes est un abus, une absurdité même, puisqu'elle tend au but opposé à celui qu'on veut atteindre par la correction des épreuves.

SIGNES PROPREMENT DITS.

1° *Signes algébriques.*

$+$ Plus.
$-$ Moins.
$\pm$ Plus ou moins.
$=$ Égal à.
$\times$ Multiplié par.
$>$ Plus grand que.
$<$ Plus petit que.
$:$ Est à.
$::$ Comme.
$\div\!\div$ Progression par produit.
$\div$ Progression par différence.
$\surd$ Signe radical.
∞ Infini.

2° *Signes géométriques.*

$\parallel$ Parallèle.
$\stackrel{\perp}{=}$ Egalité.
$\perp$ Perpendiculaire.
$\angle$ Angle.
$\triangle$ Triangle.
▭ Rectangle.
∟ Angle droit.
$\underline{\underline{\vee}}$ Angles égaux.
□ Carré.
○ Cercle.
◇ Losange.
$^{\circ}$ Degré.
$'$ Minute.
$''$ Seconde.

3° *Signes du zodiaque.*

♈	Le Bélier.	♎	La Balance.
♉	Le Taureau.	♏	Le Scorpion.
♊	Les Gémeaux.	♐	Le Sagittaire.
♋	Le Cancer.	♑	Le Capricorne.
♌	Le Lion.	♒	Le Verseau.
♍	La Vierge.	♓	Les Poissons.

4° *Phases de la lune.*

🌝	Pleine Lune.	🌚	Nouvelle Lune.
🌜	Dernier Quartier.	🌛	Premier Quartier.

5° *Planètes.*

☼	Le Soleil.	⚳	Cérès.
☿	Mercure.	⚴	Pallas.
♀	Vénus.	♃	Jupiter.
♁	La Terre.	♄	Saturne.
♂	Mars.	♅	Uranus.
⚶	Vesta.	☾	La Lune.
⚵	Junon.		

6° *Aspects.*

☌	Conjonction.	☍	Opposition.
⚹	Sextile.	☊ ☋	Nœuds.
□	Quadrat.		
△	Trine.		

7° *Signes et abréviations des termes de botanique.*

⊙ Désigne les plantes qui ne peuvent porter du fruit qu'une seule fois, et meurent après leur fructification ; par exemple, le blé. M. de Candolle les nomme *plantes monocarpiennes.* Comme ces plantes ont une existence dont la durée est très-variable, on exprime cette durée par les signes suivants :

① Plante monocarpienne annuelle ; sa durée est d'un an au plus.

② Plante monocarpienne bisannuelle ; elle ne fleurit que la seconde année. On la désigne encore par ♂, mais ce signe peut faire équivoque avec celui du sexe mâle.

(∞) Plante monocarpienne vivace ; elle ne fleurit qu'au bout d'un certain nombre d'années, et meurt après.

♃ Plante rhizocarpienne, c'est-à-dire celle dont la tige ne produit qu'une seule fois des fleurs, mais dont la racine reproduit de nouvelles tiges fructifères.

♄ Plante caulocarpienne en général, ou dont la tige persiste et porte fruit plusieurs fois ; par exemple, le poirier.

♄ Sous-arbrisseau.

♄ Arbrisseau.

♄ Arbuste ou petit arbre.

♄ Arbre de plus de vingt-cinq pieds.

◡ Plante grimpante.

☾ Plante grimpante à droite.

☽ Plante grimpante à gauche.

△ Plante toujours verte.

♂ Plante ou fleur mâle.

♀ Plante ou fleur femelle.

☿ Plante ou fleur hermaphrodite.

Les chiffres romains (I, II, III, IV, etc.) servent à désigner le mois de la floraison des plantes ;

ainsi IV-VI signifie qui fleurit depuis le mois d'avril jusqu'au mois de juin.

Les mots composés du nom d'un organe et d'un nombre absolu s'écrivent souvent avec le chiffre de ce nombre; ainsi, 10-fidus, 10-petalus, *pour* decemfidus, decapetalus.

∞ Désigne un nombre indéfini : petala ∞, stamina ∞, *pour* petala plurima, stamina plurima; et ∞-fidus, ∞-phyllus, *pour* multifidus, polyphyllus.

Le point interrogatif (?) exprime que l'on n'est pas sûr de la vérité du mot ou de la phrase précédente.

Le point interjectif (!), au contraire, indique la certitude.

† Placé après un nom ou une phrase, signifie que l'objet n'est pas bien connu.

L'astérisque (*) après un synonyme indique qu'on trouve dans l'auteur cité une description faite d'après nature.

Les noms des auteurs ou des organes sont désignés en abrégé par la première syllabe du mot et la première lettre de la seconde syllabe; voyez cependant l'article *Abréger* 13.

8° *Signes de médecine.*

℞	Prenez.	℈	Scrupule.
℔	Livre.	ʂ	Moitié.
℥	Once.	g̃	Grain.
ʒ	Dragme.	ā ā	De chaque.

9° *Ordres français.*

✠	Saint-Esprit.	✠	Saint-Michel.

✠ Saint-Louis.	✠ Légion d'Honneur.
✠ Mérite-Militaire.	✠ Décoration de Juillet.
✠ Saint-Lazare.	

10° *Signes divers.*

℔ Livres poids.	ã õ Lettres portugaises.
# Livres tournois.	ä ö Lettres allemandes.
ſ Sous.	℣ Verset.
₰ Deniers.	℟ Répons.
£ Livres sterling.	" Nullité.
% Pour cent.	Ⓞ Médaille d'or.
ā ē ī ō ū Longues.	Ⓐ Médaille d'argent.
ă ĕ ĭ ŏ ŭ Brèves.	Ⓑ Médaille de bronze.
ă̄ ĕ̄ ĭ̄ ŏ̄ ŭ̄ Douteuses.	✉ Poste aux lettres.
☞ Index.	🐎 Poste aux chevaux.
Ñ ñ Tilde, lettres espag.	

SIGNES DE RENVOI DES NOTES, V. *Notes*.

SOMMAIRE. — 1. En imprimerie ce mot signifie proprement un sous-titre phrasé dont la disposition linéaire affecte une forme contraire à celle de l'alinéa, et différente de celle de la poésie; et d'après le sens logique il signifie *abrégé*. Mais les sommaires des divers chants du *Télémaque*, par exemple, sont des abrégés *narratifs*; et ceux qui n'expriment constamment que le sujet des chapitres, titres, parties, sont *subjectifs*; il convenait d'établir d'abord cette distinction.

2. *Forme linéaire des sommaires.* Un sommaire produit ou une seule, ou deux, ou enfin trois lignes et plus. — S'il n'est qu'un bout de ligne, on le justifie au milieu; s'il occupe la ligne entière, il faut tâcher de ménager de chaque côté au moins un demi-cadratin, pour éviter son alignement vertical avec la matière immédiate à lignes pleines: il faut surtout préférer en faire deux lignes que de l'espacer serré, ce qui jure généralement parce qu'il est toujours isolé par quelques blancs. — Si le sommaire fait deux lignes, la

première est pleine et la seconde au milieu ; s'il fait trois lignes ou même plus, la première est toujours pleine, et les subséquentes sont rentrées d'un cadratin au commencement. Mais ici nouvelle distinction : le sens unique d'un sommaire peut être divisé en plusieurs parties, et chacune de ses parties être relatée immédiatement comme un sommaire entier; alors, que chaque partie fasse une ou plusieurs lignes, la première ligne est toujours pleine (ou non rentrée à gauche si elle est courte), et la seconde rentrée d'un seul cadratin, comme les subséquentes s'il y en a plus de deux. Au contraire, deux sommaires immédiatement figurés, formant chacun deux lignes, les premières lignes seront pleines et les secondes au milieu, si le premier domine par sa valeur logique le second, relation que la gradation dans les caractères ne doit pas manquer d'indiquer également, à moins d'une absurdité typographique impardonnable, et qui certes n'est pas sans exemple.

3. Un sommaire composé de plusieurs lignes n'occupe pas nécessairement toute la largeur de la justification : si donc on veut éviter une division inconvenante sous certains rapports, un espacement trop large ou trop serré, on peut mettre aux extrémités des lignes depuis un demi-cadratin jusqu'à plusieurs cadratins, selon la largeur du format et la force du caractère.

4. *Position relative*. Les sommaires qui commencent vers le haut des pages doivent toujours être couverts au moins de deux lignes de texte, et non d'une seule; des exemples contraires dans des labeurs motivent cette remarque. — Un sommaire qui, en tête d'une page ou ailleurs, amène une opération à laquelle il sert de soustitre et que forcément on doit placer en travers, le sommaire doit-il aussi être mis en travers ou rester dans la largeur ordinaire du texte ? Deux éditions successives du même ouvrage présentent ces deux positions : la seconde édition a fort bien corrigé la précédente en plaçant les sommaires en travers avec leurs opérations, car ils ont avec elles une relation exclusive; mais si le sommaire commande à une partie de texte dont l'opération n'est que le début, ce sommaire doit être situé comme les lignes ordinaires du texte.

5. *Extension de la forme linéaire du sommaire*. Parfois on

ne trouve pas que la nuance obtenue par le changement de deux caractères inégaux en force soit assez tranchante pour distinguer deux discours divers alternativement rapportés, et alors non-seulement on figure en caractère moins fort le discours que l'on juge avoir moins de valeur, mais encore on le figure en sommaire, quelque étendue qu'il ait, c'est-à-dire que les premières lignes de chaque alinéa sont en dehors, et toutes ses lignes subséquentes rentrées d'un cadratin. L'imprimerie française offre de pareils exemples, mais ils sont bien plus fréquents dans les productions allemandes. Cette manière n'est tolérable que lorsqu'un motif assez puissant l'autorise, car c'est une exception à la règle qui veut que tout discours, narratif ou autre, affecte la forme de l'alinéa : et elle semble justifiée dans un *six codes* à trois colonnes commenté, par exemple, dont les numéros des articles ne sont pas rentrés aux premières lignes des articles, tandis que les lignes subséquentes sont renfoncées d'un cadratin; mais aussi quand un de ces articles forme plusieurs alinéas, chacune des premières lignes des alinéas subséquents est renfoncée de deux cadratins, de sorte que l'utilité du lecteur est satisfaite et la logique typographique fort peu blessée; c'est dommage que dans le volume qui fournit cet exemple justificatif on ait rentré aussi tous les folios pairs, qui ne devaient pas l'être, puisque par-là ils ne tombent jamais en registre avec les folios impairs. — Dans un autre ouvrage on a vu la forme du sommaire appliquée dans l'unique but de nuancer plus fortement : on y eût réussi plus complètement et sans déroger au bon goût si l'on avait simplement renfoncé de deux cadratins les premières lignes des alinéas et d'un cadratin les subséquentes : quelques ouvrages classiques entre autres offrent une vérification facile à cet égard; ce changement de position seul, sans diversifier le caractère, offre une nuance satisfaisante.

6. *Sommaire en cul-de-lampe.* Le cul-de-lampe n'est que la forme linéaire à laquelle on soumet un sommaire qui doit figurer sur un titre principal. Voilà certes du suranné, de l'antique même; et l'on aurait pu croire que pour quelques personnes ces simples épithètes bien méritées auraient dû être de nos jours des motifs d'exclure le cul-de-lampe; mais des imitations

non moins fréquentes que tranchantes attestent le contraire. — Si l'effet convenant d'un titre est produit surtout par la nuance de ses caractères et l'inégalité fortement prononcée dans la longueur de ses lignes, certes la diminution progressivement régulière du cul-de-lampe, surtout de celui qui est étendu, produit l'opposé de cette convenance; aussi plus d'un lecteur aime mieux deviner ou ignorer le sens de ce sommaire digne du berceau de l'imprimerie, que de se condamner à sa fatigante lecture. — Un sommaire qui dépasse deux lignes est rarement admis dans un titre principal avec la forme qu'il affecte dans le courant du discours : on divise sa construction en assez de parties pour en faire divers sommaires d'une à deux lignes au plus, tantôt en faisant à ceux de deux lignes la première plus courte que la seconde, ou la seconde plus courte que la première, tantôt en nuançant quelque peu par la force des caractères, car il y a presque toujours une valeur logique au moins minime dans ces parties qui autorise leur nuance; enfin, en ménageant une certaine proportion de blancs serrés relativement. Cela charge toujours un titre, mais en expulse l'alignement vertical aux extrémités des lignes, ainsi que le rétrécissement graduel de l'insipide cul-de-lampe.

Quant à la valeur relative des caractères des sommaires, voyez *Titres*.

STÉRÉOTYPIE. — 1. On doit parler d'un procédé nouveau comparativement aux autres, destiné à multiplier les impressions au moyen de planches fondues; procédé que ses inventeurs ont nommé *impression stéréotype* ou *stéréotypie*. La stéréotypie est un procédé qui consiste à rendre solides et à convertir en un seul bloc de fonte des pages composées en caractères mobiles.

2. M. Partington a donné la description du mode de stéréotypie employé par les inventeurs, MM. Didot et Herhan, vers la fin du siècle dernier.

3. Les types sont fondus d'après le procédé ordinaire, mais le métal est une composition particulière, dont la dureté est assez grande pour supporter sans danger le coup nécessaire à l'impression de la matrice de métal. Lorsque la page est composée, on l'enferme dans une boîte d'acier, où elle se trouve de tous côtés

comprimée, de manière à ce que la surface devienne parfaitement plane. La page ainsi préparée sert d'emporte-pièce. La pièce de métal destinée à la matrice a deux qualités essentielles : la première d'être susceptible de recevoir une impression pure et nette ; la seconde de n'être sujète à aucune altération, au commencement de la fusion, lorsque par l'action d'une presse on la met en contact avec le métal brûlant. L'emporte-pièce, ou page en caractères mobiles, est pour lors placé au-dessus de la matrice, et on le soumet, à l'aide d'une machine, à une pression égale. Cette machine a quelque rapport, par sa composition, avec celle qui sert à frapper la monnaie. La matrice est ensuite fixée dans un châssis, et on la soumet alors à une nouvelle opération, que les inventeurs regardent comme l'une des plus essentielles du procédé Une table fixée solidement à la terre est préparée ; à l'un des côtés de cette table tiennent deux pièces de bois d'une hauteur convenable, avec une entaille ou rainure verticale. Dans ces entailles est disposée une pièce de bois garnie d'une languette ou plume, de manière à y remplir le même office que le mouton dans le battage des pieux des piles de pont. A la partie inférieure de cette pièce de bois est fixée perpendiculairement à son axe une vis, et la boîte ou châssis qui contient la matrice est garnie par derrière d'un écrou qui y correspond. La matrice est ainsi vissée avec beaucoup de force à la masse de bois ou mouton, la face en dessous ; alors on place sur la table, au-dessous de la matrice descendante, un tiroir ou boîte de papier épais ou de carton. Ce tiroir est plein de métal de lettre fondu, et lorsque le métal est sur le point de se coaguler, une cheville détache le mouton qui tombe de tout son poids sur le métal qui se coagule à l'instant même. La matrice est alors dégagée de la page stéréotype à l'aide d'une lame de canif, et l'opération se trouve terminée si le procédé a été bien exécuté dans toutes ses parties. Cette opération se nomme *clichage*, de *clicher*, mot qui signifie faire tomber perpendiculairement, vite et avec force, une matrice sur un métal en fusion. Le mouton se lève par le moyen d'un manche, et un rebord mince de cuivre ou de fer autour de la matrice sert de régulateur pour l'épaisseur à donner à la planche. Il ne faut pas oublier qu'antérieurement à cette époque, M. Firmin Didot, dans l'année 1796, prépara une édition des *Tables de logarithmes* de Callet, d'après un procédé qui se rapprochait beaucoup de celui qui fut employé par Vander Mey pour la Bible. Le déplacement d'une figure dans des ouvrages de cette espèce, produit par des causes connues des imprimeurs, occasione souvent de graves erreurs; et dans le but de prévenir des accidents de cette nature, après que les pages composées étaient corrigées, on soudait la forme en dessous, de manière qu'on n'avait plus à craindre de voir les chiffres se déplacer.

4. Vers la fin de l'année 1798, M. Bouvier, l'un des artistes qui avaient été employés à la fabrication des assignats, exécuta des stéréotypies suivant un procédé différent de celui de MM. Didot et Herhan. Le métal de la planche était de cuivre, et le moule d'une terre argileuse. Nous avons vu un spécimen d'une page fondue de cette manière; elle ne paraît toutefois pas aussi parfaite que celles fabriquées par M. Didot. M. Bouvier, en donnant de l'extension à sa découverte, l'appliqua à beaucoup d'autres objets, et notamment à l'impression de la musique.

5. Les succès obtenus par MM. Didot dans l'impression suivant le procédé de la stéréotypie, excitèrent naturellement l'attention de leurs confrères d'Angleterre, et la dernière tentative faite pour introduire cette innovation dans la Grande-Bretagne fut suivie d'un résultat plus heureux que celles qui l'avaient précédée. Vers l'année 1800, M. Wilson, imprimeur renommé de Londres, s'associa avec le feu comte de Stanhope, dont l'amour pour les arts mécaniques est bien connu, à l'effet de répandre dans les trois royaumes l'usage de ce mode d'imprimer. On assure que le noble lord reçut ses premiers enseignements dans la formation des planches stéréotypées, de M. Tilloch, le second inventeur, et fut ensuite secondé, durant plusieurs mois, par M. Foulis lui-même, à sa maison de Chevening, et c'est dans cette retraite que ce savant fut initié à la pratique de l'art typographique.

6. Après deux ans environ employés à mûrir les divers procédés relatifs à l'opération, M. Wilson annonça que l'adresse et la persévérance du comte de Stanhope

avaient surmonté toutes les difficultés; que les différents procédés avaient été amenés à donner un caractère qui réunissait à une netteté admirable l'économie la plus sévère, et que le public pouvait être assuré que le moment était arrivé où l'application de cet art à l'imprimerie ferait tomber de *trente*, et même souvent, dans certaines circonstances, de *quarante* pour cent, le prix des livres.

7. En l'année 1804, M. Wilson offrit à l'université de Cambridge d'imprimer, d'après le procédé stéréotype français, et à certaines conditions, les bibles, testaments et livres de prières; mais quelque différent survenu entre les syndics de la corporation et l'imprimeur amena la rupture du traité. Le plan de M. Wilson a toutefois été adopté depuis par cette université, aussi bien que par celle d'Oxford, et leurs imprimeries stéréotypes répandent annuellement dans le public plusieurs milliers d'exemplaires de la Bible, etc. La connaissance de cet art s'est aussi répandue peu à peu, non-seulement dans la capitale, mais aussi dans d'autres villes de l'Angleterre; il a pris beaucoup de développement à Édimbourg, dans les ateliers de M. Charles Stewart, imprimeur de l'université, qui l'emploie à l'impression des livres d'écoles, à laquelle ce procédé s'applique d'une manière avantageuse, puisqu'il atteint une perfection beaucoup plus grande que le procédé ordinaire.

8. Le procédé employé pour la fonte des stéréotypes est aussi simple que possible. Une page de l'ouvrage qu'on veut stéréotyper se compose avec les caractères mobiles : lorsque cette page se trouve corrigée, on en prend un moule en plâtre dont la base est le gypse, et ce moule sert à fondre le type ordinaire en métal qui va sous presse. Ordinairement la totalité de l'ouvrage qu'on se propose de stéréotyper est composée par l'ouvrier, en pages séparées, qui, par ce procédé, sont reproduites identiquement semblables à celles de la composition originale en caractères mobiles. Une planche stéréotype n'est donc véritablement qu'un *fac-simile* de la page dont elle est la copie. Quant à l'avantage qui en résulte, il consiste dans la diminution des frais, car une planche stéréotype n'exige que la septième ou la huitième partie de l'épaisseur ou hauteur des types

ordinaires, et la composition n'étant plus à recommencer, il en résulte une grande économie de main-d'œuvre.

9. C'est du choix d'une substance convenable pour la composition des moules, et de la conduite de la fonte, que dépend surtout le succès de l'opération. Ged, Tilloch, et après eux Hoffmann, employèrent une composition dont le plâtre de Paris formait la base. Quant à MM. Didot, Herhan, et autres fondeurs célèbres, ils se procuraient un moule en frappant les types dans un métal très-ductile, ou dans l'état de coagulation. La substance convenable doit être, lorsqu'elle est encore molle, d'une nature assez délicate pour recevoir l'impression des lignes les plus fines, et, lorsqu'elle est sèche, assez forte pour supporter sans inconvénient l'action du métal fondu. Le gypse ou plâtre de Paris, parfaitement pulvérisé et mêlé à l'eau, acquiert bientôt une grande dureté; mais exposé au feu il se contracte et est sujet à se courber; et il n'est pas moins difficile de chasser l'air et l'humidité qu'il absorbe.

On pourrait donc, en le mélangeant avec d'autres substances moins compactes, faire disparaître les défauts du plâtre de Paris. Mais quelle que soit la nature de la substance qu'on y ajoutera, elle doit être susceptible de recevoir et de conserver une surface unie, de manière à procurer un poli parfait à la planche qui doit être fondue dans ce moule. Un moyen très-simple a été recommandé pour remplir parfaitement ce but: c'est de dissoudre une certaine quantité de chaux dans un vase d'eau bien propre, en lui donnant la consistance requise ordinairement pour le blanchîment. Le plâtre est mêlé à cette solution qui l'empêche de se contracter beaucoup à la chaleur, et le rend moins sujet à se fendre que lorsqu'il est employé seul.

10. Pour fabriquer le moule où la page doit être fondue, on prépare un châssis en fonte de fer, plus large d'un demi-pouce dans tous les sens que la page ou que les pages à la fonte desquelles il doit servir, et de près d'un pouce de profondeur. Ce châssis sert à déterminer l'épaisseur et la force du moule. Quatre pièces cubiques de métal sont alors nécessaires, leur hauteur étant exactement les quatre cinquièmes de celle des types, parce que c'est de leur hauteur que dépend l'épaisseur de la planche stéréotypée. La page ou les pages, serrées

comme a l'ordinaire dans les châssis ou formes en fer communes, se placent alors sur la table du moule et dans les ouvertures; aux coins de la page sont placées les quatre pièces de métal, sur lesquelles repose le châssis de fer lorsqu'il est mis sur la page.

11. Pour prévenir l'adhésion du plâtre aux types, il est nécessaire de frotter d'huile la surface de la page, au moyen d'une brosse douce; alors on met une certaine quantité de composition blanche, dont nous avons parlé ci-dessus, dans un vase en bois, et on y ajoute une dose semblable de gypse réduit en poudre impalpable, de manière à former une pâte peu épaisse. Lorsque cette substance a pris une consistance égale, on l'applique sur l'œil des caractères avec un pinceau pour remplir exactement toutes les cavités, et le reste est versé largement pour remplir la forme. Dès qu'il commence à sécher, on enlève la superficie du plâtre avec une interligne pour unir le derrière du moule; et lorsque la pâte se trouve suffisamment consolidée, le moule est séparé de la page et séché dans un four.

12. Dès que le moule est formé convenablement, il faut s'occuper de la fonte de la planche. Pour cela, le moule séché est placé dans un fourneau de deux pouces environ de profondeur, la face en dessus; et sur chaque côté, ou à chacune des extrémités du fourneau, est adaptée une petite vis mobile destinée à fixer la forme qui contient le moule. Le métal en fusion (il ne diffère en aucune manière du métal qui entre dans la composition des types ordinaires) est pour lors versé dans le moule placé dans le fourneau, et porté au four où on le laisse une ou deux heures pour qu'il puisse acquérir un égal degré de chaleur; car c'est de l'égalité de la température entre le métal et le moule que dépend surtout le succès de l'opération; et si l'on ne conserve au four une chaleur suffisante pour élever la température du moule au même degré que celle du métal fondu, l'expérience est manquée.

13. Après la fonte de la planche, on y découvre fréquemment quelques légères imperfections, car il arrive que l'œil de la lettre *e*, et d'autres semblables, est plein de la poussière qui s'y est glissée lorsque le moule a été ôté. Le fondeur prend alors la planche, et après l'avoir dégagée de tout le métal inutile, fait

épreuve, indique les défauts et se dispose à faire les changements nécessaires. S'il arrive que dans le cours de l'opération une lettre ou un mot soit gâté, l'ouvrier l'enlève et l'y remplace par une autre lettre ou un autre mot en caractères mobiles de la même force, auxquels on donne la hauteur convenable. Cette opération terminée, la planche peut être mise sous presse.

14. Tels sont les procédés employés actuellement pour la stéréotypie, et dont les résultats sont si exacts, que l'on peut reproduire sur des planches de cuivre d'autres planches aussi pures que la gravure elle-même. On peut reproduire de la même manière des gravures en bois et des ornements de toute espèce.

15. M. Auguste Applegath, imprimeur du comté de Surrey, demanda, en avril 1818, un brevet pour l'invention d'un procédé propre à donner des planches stéréotypes, mais qu'il prétendait différer de ceux que nous venons de décrire. Les moyens employés par M. Applegath se rapprochent tellement du procédé suivi par M. Didot, qu'il devient superflu d'en donner ici la description. Il produit le moule et les planches au moyen de l'impression sur un métal près de se coaguler, comme le firent dans l'origine les premiers inventeurs. L'instrument qu'il a imaginé pour opérer le clichage est construit sur le même principe, quoiqu'il en diffère un peu sous le rapport de la construction.

16. Cette machine est un appareil destiné à fondre les types d'imprimerie. La figure 15 de la Planche IV offre la coupe de la partie de l'appareil à laquelle sont attachés le moule et la matrice; la figure 16 donne une vue horizontale du même; les lettres de renvoi indiquent les mêmes parties dans les deux figures : *a* est une roue dont la circonférence, dans sa plus grande étendue, est garnie de dents destinées à lui communiquer un mouvement de rotation interrompu, ainsi qu'on le dira plus bas : cette roue est fixée à l'essieu ou flèche *b* qui tourne dans les parties saillantes du châssis; *c* est une plaque parallèle fixée à l'essieu qui fait une révolution sur lui-même; *d* est une plaque semblable et parallèle aussi, qui se meut en avant et en arrière sur une petite étendue le long de l'axe, pour ouvrir et fermer le moule du type qui est placé entre ces pla-

ques dans la partie supérieure; *e* est une bride ou pièce fourchue qui sert à maintenir la plaque glissante, et dont l'extrémité est introduite dans une mortaise pratiquée dans l'axe *b* qui suit un mouvement de rotation. A l'extrémité de cet axe est placée une pièce *f* qui reçoit l'extrémité de la bride; à l'entour de cette pièce on roule un écrou saillant, sur lequel se visse un chapeau de fer ou couverte jusqu'à l'essieu *b* pour retenir l'écrou; et par le moyen de cet écrou, la pièce *f*, qui tient l'extrémité de la bride réunie à la plaque *d*, comprime cette plaque contre celle qui est fixe *c*, de manière à tenir le moule parfaitement serré.

17. L'ouverture ou l'*ouvreur*, comme on l'appelle, au travers duquel coule le métal fluide dans le moule, se trouve au sommet des plaques parallèles *c* et *d*, et on voit dans la figure 16 comment elles se serrent l'une contre l'autre, de manière à former un trou carré entre leurs surfaces. Au-dessous de cet ouvreur, ou autrement de cette gouttière, qui forme le col de la lettre, est le moule *g* composé de plusieurs pièces ajustées ensemble avec soin au moyen de vis, laissant une ouverture en forme de carré long, dans laquelle le métal fluide coule et forme le corps du type. La matrice ou dé, dans laquelle est taillé l'œil de la lettre, est placée au-dessous dans la barre *h* qui passe au travers d'une ouverture dans les plaques *c* et *d*. Cette barre est ajustée et liée à l'autre mécanisme, de telle sorte, qu'au moment où la fonte du type doit avoir lieu, la matrice se trouve comprimée et entre en contact parfait avec la partie inférieure du moule.

18. La barre *h* est montée sur pivots reposant sur des saillies dans le train *i*, ce qui permet de l'élever et de le baisser; elle éprouve en dessus une pression qui lui fait maintenir la matrice en contact avec le moule, au moyen de la verge *k*, et une autre pression se fait sentir en dessous, lorsque la matrice doit être tirée du moule, au moyen d'un rouleau-frottoir *l*, agissant dans l'intérieur de la partie fixe *m* (lors de la rotation de la flèche des autres parties de l'appareil). La position de la barre de la matrice exige sous tous les rapports un ajustement parfait, et on parvient à ce résultat par le moyen de petites vis agissant contre le train de la barre, comme on peut le voir dans les figures.

19. Supposons qu'un type ait été fondu dans le moule (on décrira le procédé de la fonte, lorsqu'on aura terminé la description de la construction et de l'opération de cette partie de l'appareil), il faudra ôter le type ainsi fondu du moule; opération qui s'exécute par les moyens suivants :

Un petit rouleau frotteur *n* est attaché à un bras qui s'étend de la pièce *f*, et lorsque la flèche *b* tourne sur elle-même, le rouleau dont nous venons de parler agit contre un plan incliné *o*, fixé à l'extrémité de la pièce principale de la machine; on peut s'apercevoir par-là que lorsque ce rouleau *n* atteint la partie élevée du plan incliné *o*, la pièce *f* est ramenée en arrière, et en même temps la bride *e*; et par suite la plaque glissante *d*, qui est attachée à cette dernière, quittera la plaque fixe *c*, ce qui ouvrira le moule. Comme il est convenable que le moule s'ouvre dans une direction diagonale, deux plans inclinés, liés l'un à l'autre par une courroie, sont placés sur la partie de dessous des plaques *c* et *d*; en sorte que lorsque la plaque *d* quitte la plaque *c*, elle se meut nécessairement dans une direction diagonale. Il arrive fréquemment que le type s'attache au moule, et il faut employer de la force pour le détacher; on y parvient au moyen d'un petit crochet Dans l'appareil dont nous parlons, lorsque les plaques sont ouvertes, comme nous l'avons dit ci-dessus, de petites verges saillantes *pp* détachent le type du moule, d'où il tombe au-dessous dans un vase destiné à le recevoir.

20. La figure 17 de la même planche offre une vue de face d'un fourneau mobile dans lequel on fait fondre le métal; à ce fourneau sont adaptées deux des machines décrites ci-dessus, disposées de la manière dont on s'en sert.

21. La figure 18 est une vue de côté du même fourneau; les lettres de renvoi qui s'y trouvent se rapportent aux deux figures, ainsi qu'à la partie de l'appareil dont nous avons donné ci-dessus la description. Le fourneau et la cuiller *q* sont représentés par des lignes ponctuées dans leur situation sur le four en briques. Ce dernier, et les autres parties de la machine, sont montés sur un châssis en fer avec des goussets *r r* sur lequels reposent les moules à caractère et leur attirail; *s* est une roue mise en mouvement par une manivelle,

sur l'axe de laquelle est l'appareil qui fait agir les flèches *t t*. Les moules se trouvant placés dans une position horizontale, comme on le voit en *c c* des figures 17 et 18, ont leurs ouvertures ou gouttières à l'opposé des saillies *u u* du pot, et au moment où les flèches *t t* éprouvent leur mouvement de rotation sur elles-mêmes, les *tapets v v*, placés sur ces flèches, frappent les leviers *w w*, et ceux-ci comprimant les plongeurs *x x*, forcent le métal en fusion de sortir de la cuiller, de passer, par les saillies *u u*, dans les gouttières du moule. C'est par ce moyen que les types sont fondus. La rotation subséquente des flèches *t t* force les autres tapets *y y*, attachés aux roues sur ces flèches, de frapper contre les essuyoirs *z z* des roues *a a*, et par suite de faire tourner les flèches *b b*, et avec eux les moules et autres attirails de la machine décrits dans les figures 15 et 16. Le segment denté sur les flèches *t t* entre dans le segment denté des roues *a a*, et continue le mouvement de rotation des flèches *b b* aussi loin qu'il est nécessaire pour l'exécution des diverses évolutions du mécanisme détaillé et démontré dans les figures 15 et 16.

22. Lorsque les moules reprennent leur position horizontale, on recommence à injecter le métal, et un autre type est fondu dans chacun des moules, de telle sorte, qu'à chaque rotation des flèches *t* et *b* un nouveau type est formé dans chaque moule, et est rejeté par les moyens indiqués plus haut; puis la main de l'ouvrier s'en empare et lui donne l'apprêt.

SUPPORTS. — 1. Nom donné en général à tout objet qui ne fait pas partie intégrante de la presse, mais dont le service spécial consiste à régulariser la superficie de la forme par rapport à l'action de la platine et de la touche, et à éviter quelques défauts dans l'impression qui ne dépendent que subsidiairement de cette action.

2. Aux divers supports destinés au service de la presse en bois, l'emploi du rouleau et de la presse en fer en a fait ajouter d'autres: mais nous n'en avons toujours que deux espèces bien distinctes, le support SOLIDE et le support ÉLASTIQUE. La première espèce comprend le *bois de hauteur* et le *plomb de hauteur*; la deuxième est formée de *bouchons*, et de petites portions

de laine roulée nommées particulièrement *supports élastiques*. Voyez les mots en italique.

SUPPORTS DU TRAIN ou **TASSEAU**. On nomme ainsi les fortes saillies de fer placées longitudinalement sous le train en dehors des bandes; ces saillies, destinées à supporter le train lors de la pression, remplacent aux presses en fer le sommier du bas des presses en bois. — Mr P. Didot a fait ajouter à ses presses en fer un troisième support; il est placé au milieu des deux autres et dans la même direction: par cette addition de force il a obtenu plus d'aplomb pour le train et une plus grande résistance à la pression; aussi plusieurs mécaniciens de Paris ont imité cet exemple.

SUPPORTS ÉLASTIQUES. — 1. On les confectionne avec une très-faible partie de laine bien détirée, que l'on roule assez serré, et que l'on enveloppe de papier en forme de rouleau, de façon que la laine ne soit pas ostensible: il faut qu'ils soient petits et de même capacité, car si dans la même direction il y en avait un plus fort que les autres, il agirait seul.

2. On ne se sert plus guère de ces supports que dans les imprimeries où l'on fait usage des garnitures en bois, ou quand l'emploi des bouchons est impossible. Ils garantissent des frisottements et des papillotages : à cet effet on colle en dedans de la frisquette, le plus près possible du défaut, un de ces supports, lequel, appuyant ainsi sur la feuille, empêche son contact avec la forme avant la pression.

3. Cependant ils sont encore utiles quand il y a un grand frottement à la presse, au passage du train, et lorsque les bouchons placés dans la forme sont impuissants à cet égard; mais dans ce cas il faut éviter avec soin de fixer ces supports à l'intérieur de la frisquette sur la même ligne que décrivent les bouchons, car la frisquette serait repoussée dans deux sens opposés qui neutraliseraient l'effet total voulu.

4. La différence de couleur qui existe ordinairement entre le milieu et les bords des pages est trop sensible dans une impression très-soignée. Les supports dont on vient de parler ne peuvent en aucune manière parer à cet inconvénient, parce qu'il provient de ce que les balles ou le rouleau, appuyant davantage sur les bords, y déposent naturellement un peu plus d'encre

qu'ailleurs. Aujourd'hui les bouchons fixés aux garnitures à jour s'opposent à ce défaut d'une manière assez satisfaisante, quoiqu'ils atteignent moins parfaitement ce but que les supports élastiques *à ressort* qu'a créés Mr P. Didot, mais que leur prix et leur entretien dispendieux ont fait abandonner. Ces ressorts étaient établis par deux morceaux de cuivre ayant par le corps la dimension de bois de garniture, et réunis à la faveur de vis qui, traversant le morceau supérieur en lui laissant une aisance de marche limitée, étaient retenues à demeure au morceau inférieur, le tout afin de ménager la place et le jeu vertical d'un, de deux, ou de trois ressorts; leur hauteur était au niveau de l'œil par la pression des ressorts toujours tendus; ils étaient cannelés et polis à la surface supérieure pour y empêcher l'adaptation trop forte de l'encre, et par suite l'adhérence des balles et de la frisquette; ils entouraient toutes les pages d'une forme, et étaient placés dans les queues et les pages blanches; les ressorts obéissaient exactement à la pression instantanée. Il avait fallu la passion d'un amant de la science pour ne pas reculer devant les frais d'une pareille création et ceux de son entretien.

SUPPORTS SOLIDES, V. *Bois de hauteur.*

T

TABLE A ROULEAU (voyez Pl. IV, fig. 6). — 1. Il est presque impossible d'établir une excellente table à rouleau sans qu'il y ait un cylindre en fer muni de vis régulatrices; mais ces tables sont dispendieuses par leur haut prix. Dans tous les cas, le cylindre doit être nettoyé au moins une fois par mois.

2. Une table à rouleau particulière pour le tirage des affiches est nécessaire, parce qu'assez souvent l'imprimeur est obligé de mettre un peu d'huile à défaut de vernis faible pour donner le ton noir convenable aux grosses lettres; et cette licence est sans danger pour des impressions qui n'ont qu'une existence passagère.

3. L'usage de chauffer la table à rouleau pour produire la liquidité de l'encre, est pernicieux, parce que cette chaleur décomposant tant soit peu le vernis, l'en-

38

cre jaunit en vieillissant; d'ailleurs cette même chaleur nuit aussi à la consistance du rouleau.

TABLEAUX.—1. On nomme ainsi toute composition qui comporte plus ou moins de colonnes de matière ou en blanc, ayant chacune une tête, lesquelles sont séparées par des filets quelconques interrompus ou non; le tout étant encadré communément. Ce genre de travail paraît susceptible de quelques remarques *en général*, et d'observations particulières 1° sur la manière de *prendre les justifications*; 2° sur le *choix des filets*, la manière de les *couper*, *roguer*, *limer*, et de les *faire joindre bout à bout*; 3° sur la *proportion des caractères des têtes*, de leurs *blancs relatifs*, et l'attention qu'exige accidentellement le *début ou la fin des lignes* de matière à l'égard de l'espacement; 4° sur le cadre; 5° enfin sur un soin particulier lorsque le *remplissage* des colonnes est *en bois*. — A l'égard des accolades qui sont souvent employées dans les tableaux, voy. *Accolades*; et quant aux filets sous les rapports de la fonte, de l'œil, de la proportion des corps, et de l'emploi, voy. *Filets*.

2. *En général*. Autant que faire se peut, il faut faire tenir les tableaux qui accompagnent un ouvrage dans la pagination même, en employant à cet effet les marges si c'est nécessaire, et en tournant la matière en travers (voir à ce sujet *Format* 4 2° et 3°): la facilité des recherches et de la lecture l'exige. — Si le goût d'un éditeur le porte à vouloir faire figurer les têtes ou la matière en anglaise, les filets doivent être le plus possible légers d'expression.

3. — 1° *Prendre les justifications*. Les distances sont généralement fixées par la copie, mais il est très-rare qu'on ne puisse s'en écarter de quelques points : il faut donc prévoir quelle est la nature des blancs qui serviront de remplissage, si ce sont des lingots, cadrats de proportion, garnitures en fonte, et prendre ses justifications sur des morceaux de force unique ou des forces composées : l'emploi des bois pour remplissage est moins favorable à cette manière; mais il ne faut pas la négliger si elle est possible, en s'assurant toujours si le bois est composé. — Pour ce qui concerne le composteur, voy. *Justifier le composteur*.

4. — 2° *Choix des filets et leur ajustement*. Pour les filets *verticaux* il faut préférer généralement des filets

sur corps de cinq ou six points, parce qu'ils comportent un écartement qui distante bien la lettre, et que leur force est plus propre à résister à l'effort de la platine lorsqu'il y a des colonnes en blanc d'une certaine largeur; il faut surtout employer cette force de corps lorsque des accolades interrompent le filet, car nos fondeurs ne savent pas ou ne veulent pas fondre des accolades de moyenne et de petite longueur sur corps de deux points et demi ou de trois points. Si les colonnes ne sont pas en blanc et que l'on soit gêné pour la largeur totale, on emploie des filets d'un corps de moindre force, mais il faut veiller au trop peu d'approche, surtout si le filet simple est gras ou demi-gras. La présence d'accolades dans les têtes détermine généralement seule l'œil des filets verticaux adjacents: par exemple, s'il y a une accolade en tête qui donne naissance à plusieurs colonnes, les filets verticaux extérieurs contigus à cette accolade doivent être demi-gras; et si cette accolade en commande plusieurs autres subordonnées, les filets extérieurs seront à gouttière double maigre, et les filets qui séparent les accolades subordonnées seront demi-gras. — Pour les filets *horizontaux* qui coupent les têtes des colonnes, on doit employer l'œil demi-gras pour les tableaux in-folio, in-plano; l'œil maigre pour les moyens et les petits formats, surtout s'il y a du discours en caractère menu; conséquemment un in-plano en gros caractère pourra comporter un filet transversal gras. — Il est des compositeurs qui composent d'abord toutes les têtes, placent un seul filet horizontal pour les couper, et ajustent ensuite les colonnes sur ces têtes. On ne pense pas qu'on ait encore vu un tableau en blanc compliqué de colonnes, dont les filets verticaux correspondissent parfaitement avec ceux des colonnes; c'est qu'en effet les têtes justifiées ligne à ligne ont une certaine élasticité qui leur donne une différence très-peu sensible sur une colonne seule, mais variable et plus étendue sur l'ensemble des têtes, différence qui n'a généralement pas lieu, ou d'une manière non coïncidente, dans le remplissage des colonnes; d'où l'impossibilité de l'accord des filets. Ce procédé est donc vicieux.

5. L'ajustement des filets a rarement lieu d'une ma-

nière satisfaisante, car très-souvent ou ils sont trop courts, ou ils forcent et sont contraints par-là à se courber d'une manière quelconque. La longueur horizontale est facile à régulariser par le composteur avec lequel on compose les têtes, mais la longueur verticale est celle qui est le plus sujète aux variations, parce qu'elle ne peut être prise que sur la composition : aussi convient-il de faire une réglette de longueur très-juste lorsque la première colonne est entièrement établie, afin d'y soumettre la hauteur de toutes les colonnes subséquentes. Sur cette première colonne on prend la longueur du filet, la matière étant convenablement serrée à la main, en traçant sur le filet une marque à gauche avec une pointe un peu effilée; la même pointe passée deux, trois, ou quatre fois, sur la trace, en appuyant un peu, y forme une petite entaille: on appuie le filet à plat vers le bord d'un bois ou d'un marbre, de façon que l'entaille soit en-dessus, et décrive la ligne angulaire du bord en la dépassant très-peu; soutenant alors assez fortement le filet en l'appuyant de la main gauche surtout près de l'entaille, et donnant un petit coup sec sur la partie qui dépasse le bord, on procure la rupture très-nette du filet à l'entaille même; la partie qui dépasse est saisie et retenue dans la main droite si elle a quelque longueur; si elle est trop courte, un coup sec du manche de la pointe près de la partie extérieure de l'entaille opère également la rupture. — Si la matière était déchirée à l'entaille, ce serait la preuve manifeste que la matière du filet est très-mauvaise.

6. On vient de parler dans la supposition que le filet est d'un corps de trois à six points; pour tous ceux dont le corps est au-dessus, il faut couper avec une lame droite, l'appuyer également sur la surface, donner de petits coups à plomb, après avoir appuyé le filet sur un bois ou sur un marbre de rebut, et diminuer la force du coup à mesure que la coupure arrive au terme.

7. En faisant le trait on a certainement laissé au filet quelques points de plus qu'il n'en faut pour sa longueur réelle. On a dû placer dans une galée bien d'aplomb et d'équerre, avant la tête, un filet provisoire assez long dont l'œil doit être le même que celui du

cadre qui servira, ou qui ait le même talus intérieur. L'un des deux bouts du filet rogné est régularisé par quelques coups de lime, qu'il faut donner droit, après avoir appliqué sur le rebord de la casse à droite le côté opposé à l'œil, jusqu'à ce que la lime ait atteint la partie saine (les défauts du filet assez graves pour obliger à rogner trop fortement le filet, ont dû être prévus avant de faire la marque du trait, aussi-bien que le cas où il faut laisser au filet un bec pour qu'il joigne le filet de cadre malgré son talus). On place le filet rogné dans la galée, le côté régularisé appuyé à la tête; puis, faisant un effort droit sur le pied de la colonne pour réduire l'élasticité verticalement, on mesure de l'œil la longueur surabondante du filet, qu'on enlève également à la lime; mais il vaut mieux essayer trois à quatre fois si le filet est réduit à sa longueur, que de le rogner trop par impatience ou imprévoyance. Quand enfin il paraît juste, on fait une dernière épreuve, qui est de rigueur: après avoir placé sur le pied un filet ayant toute la coïncidence de celui placé à la tête de la galée, on fait de la main gauche tout l'effort possible sur ce filet pour la réduction verticale de l'élasticité; puis de la main droite on fait mouvoir le filet vertical ajusté: tant qu'il est retenu en tête et en pied, c'est qu'il force et qu'il faut le réduire encore, mais toujours insensiblement, jusqu'à ce qu'il ait un jeu de mouvement assez libre; et si la matière de la colonne, comme interlignée, par exemple, avait une élasticité irréductible par le simple effort de la main, il faudrait que le jeu du filet vertical fût d'autant plus grand.

8. On doit ajouter quelques circonstances relatives à la *coupure des filets*. 1° On laisse toujours une certaine pente aux filets que l'on rogne, en les tenant plus longs vers l'œil que vers le pied; mais il faut que cette différence soit très-peu sensible, parce que le filet trop réduit de longueur en pied ne pourrait fournir l'appui qu'il doit à la frotterie des lignes qui commencent et qui terminent des colonnes, surtout si le caractère était d'un corps faible.—2° Il y a deux manières de faire joindre entre eux les filets horizontaux et perpendiculaires. Dans beaucoup d'imprimeries on tient que les filets de tête joignent complètement ceux qui les croisent,

de sorte que ceux de tête doivent avoir une espèce de crénure ou bec dont la forme et l'étendue de la saillie doivent parfaitement coïncider avec la forme et l'étendue du talus du filet vertical, sans quoi tout l'accord est défectueux ; par une conséquence naturelle les filets perpendiculaires doivent porter un bec coïncident avec le talus des filets de cadre transversaux. Dans l'imprimerie royale et quelques autres, et dans les beaux modèles que fournissent les tableaux tracés à la main par les écrivains des administrations et des ministères, les filets en question n'éprouvent pas ce complément de jonction, qu'il serait si facile d'exécuter à la plume ; bien loin de là, les écrivains semblent s'appliquer à l'éviter, cas ils laissent souvent en blanc un carré régulier aux extrémités des filets sous les têtes, en interrompant exprès le filet vertical au même point ; quelques autres cependant n'interrompent pas ce dernier filet, et laissent seulement une forte approche aux premiers ; c'est aussi ce que fait l'imprimerie royale, et l'on avoue ici que c'est le parti qui paraît le mieux convenir, non par l'unique motif de se débarrasser de la difficulté du travail, mais parce que la simplicité d'expression y gagne sans le moindre inconvénient ; et l'on se permettra d'ajouter à cet égard qu'une difficulté, d'ailleurs assez facile à vaincre, ne doit pas être non plus admise dans la pratique par la seule raison que c'est une difficulté. — 3° On est généralement dans l'usage de couper droit les filets pour les faire joindre bout à bout. Si l'on y réussit assez bien à l'égard des filets simples, les filets à œil multiple présentent un résultat souvent moins satisfaisant ; c'est pourquoi quelques tabellistes réussissent mieux dans cette jonction, qui est de rigueur, en faisant à deux bouts qu'on veut réunir, deux biseaux ou biais opposés, qu'il est facile de bien accorder par la lime. — 4° On a indiqué ci-dessus 5 la manière de donner aux filets leur longueur juste : il faut ajouter que tous les filets quelconques du tableau qui sont sujets à la même longueur, doivent être immédiatement ajustés sur le premier qu'on a établi : cette continuité accélère le travail sensiblement, par des raisons que l'on comprend assez soi-même.

9. — 3° *Proportion des têtes, blancs ; extrémités des*

lignes. Dans les têtes des tableaux, quelque légers qu'ils soient, l'anglaise pâlit en comparaison du type ordinaire : c'est que l'expression des filets multiples et simples l'écrase pour ainsi dire ; la ronde pourrait convenir si elle ne tenait souvent trop de place, et si d'ailleurs elle ne pouvait être remplacée très-avantageusement par un œil inférieur du type ordinaire. Pour la disposition et la force relative des caractères, chaque tête du tableau doit être considérée comme un titre particulier ; il ne doit y avoir de similitude entre les têtes que pour les lignes ou les mots principaux, que l'on s'astreint à figurer par les mêmes valeurs de caractère ; on ne s'écarte de cette règle que lorsque certaines locutions ou certains mots ne peuvent entrer, ou lorsqu'une colonne très-large n'a qu'un mot composé de très-peu de lettres, qu'on espace alors en le composant d'un caractère plus fort d'un point ou d'un point et demi. — Les blancs en général ne doivent pas être serrés, mais dans chaque tête il faut que le premier (après le cadre) et le dernier (avant le filet horizontal) soient égaux entre eux, et plus forts que les blancs entre les lignes ; on vient de dire *dans chaque tête*, car il ne s'ensuit pas que le premier et le dernier blanc d'une tête soient de même force dans chaque tête : ils seront partout égaux si partout il y a le même nombre de lignes, et partout inégaux au contraire si le nombre de lignes diffère constamment. — Si quelque tête est très-forte comparativement aux autres, elle doit être composée en sommaire et en minuscules, avant les autres, toujours en donnant une certaine valeur au mot dont le sens est dominant, et qu'on isole dans une seule ligne si c'est possible Parfois la hauteur des têtes étant considérable relativement à la largeur des colonnes, la tête dont on vient de parler trouve un espace plus favorable en la plaçant en travers, mais il faut que les lignes aillent de bas en haut (voy. *Format* 4-2°) ; souvent toutes ou la plupart des têtes sont dans le cas d'être placées ainsi : il convient de ne pas mettre les lignes uniques au milieu de la justification, ce qui occasionerait au lecteur une recherche pénible par l'irrégularité de position des débuts des lignes, qui doivent au contraire être régulièrement distantées des filets transversaux et décrire comme eux une ligne droite. — Quand le corps des filets est très-faible, il y a peu ou presque point de talus : les extrémités des lignes composées doivent donc être pourvues d'un blanc quelconque par des espaces ou autrement : cela est surtout de rigueur quand c'est une lettre crénée, comme l'*ſ*, le *j*, qui commence ou termine une ligne.

10. — 4° *Cadre*. On voit souvent des cadres complets aux tableaux remplis de matière ou en blanc et qui ont une certaine suite de pages ; certes le filet du pied n'est réellement utile qu'à la dernière page, où sa suppression serait même moins choquante que son inutile répétition aux pages précédentes.

11. L'ajustement des filets de cadre est facile en opérant de la manière suivante. Après avoir placé le filet le long de la dernière colonne, appuyé en tête sur le filet transversal, on ajoute au pied de cette colonne un bout de filet de la force de celui du cadre, et l'on fait avec la pointe un trait sur le filet vertical ; on le coupe et on le lime pour le réduire successivement et petit à petit, comme c'est indiqué ci-dessus 5 pour les filets de dedans : chaque première longueur bien fixée, elle sert immédiatement de modèle pour faire tous les autres filets de même longueur dont on a besoin. Si l'on n'a pas de coupoir dimensionné pour les onglets des cadres, on place un cadratin du corps du filet à l'extrémité et sur le côté de l'œil où l'angle doit être abattu, l'on fait un trait avec la pointe le long du cadratin, et avec la lime on abat l'angle jusqu'à ce trait, mais sans l'emporter, et sans diminuer d'autre part la longueur du filet. Après en avoir fait autant à l'autre extrémité, on tourne la galée de façon qu'elle soit appuyée sur le rebord de la casse par la tête, et on insinue ce filet à gauche entre la tringle et la composition ; la composition toujours maintenue, on tourne la galée sur le côté gauche, et on dispose le filet de tête, puis celui de droite, enfin celui de pied. Quand on a l'habitude de ce genre de travail, il est rare qu'on ait autre chose à faire qu'à donner quelques coups de lime, surtout quand les filets ont quelque justesse ; mais si l'on n'a pas d'avance pressenti la valeur de l'élasticité réductible par l'effort des coins, les filets forcent et il faut les raccourcir.

12. — 5° *Remplissage en bois*. Comme les bois ne peu-

vent guère servir ici que debout vers la tête et le pied, et que leurs extrémités sont trop rarement sciées droit même par le menuisier, il convient de mettre contre le filet transversal des têtes quelque lingot, morceau de garniture de fonte, ou ligne de blanc et par-dessus une réglette assez forte, non-seulement pour soutenir la tête régulièrement, ou la dresser par le moyen de quelque palliatif qu'on insinue entre cette réglette et le bois debout, mais encore pour mieux maintenir le remplissage en bois s'il est composé de plusieurs morceaux. — Le défaut de justesse dans le corps des bois exige aussi que le blanc de chaque bas de colonne soit terminé par une ligne de cadrats assez forts de corps, afin que la justification de tête et de pied soit bien d'accord, ce qui a lieu bien rarement sans ces cadrats.

13. La précaution qu'on vient d'indiquer est surtout d'une grande utilité lorsqu'on pratique des *cages*, ce qui consiste à placer de chaque côté du filet une réglette assez forte ou un bois moyen, le restant de la largeur étant maintenu soit par un ou deux bouts de réglette, soit par de gros cadrats, des lingots, qui arcboutent les deux soutiens perpendiculaires.

TAQUOIR, voy. Pl. IV, fig. 28.

TIERCE. Cette opération est susceptible d'observation sur la manière de *donner* la tierce, de la *voir*, de la *signer*, et de la *corriger* sous presse.

1. *Donner la tierce.* Pour ne pas s'exposer à refaire sa misentrain, il est de l'intérêt de l'imprimeur, avant de donner la première tierce d'un ouvrage nouveau, de tirer d'abord une feuille trempée du papier de l'ouvrage, parce qu'il est très-rare que les blancs de garniture n'éprouvent pas un changement quelconque susceptible de déranger tout ou partie de la misentrain, vu que les blancs ont été déterminés d'abord sur une feuille sèche, et que le papier s'est plus ou moins étendu en divers sens par son apprêt.

2. La tierce en général doit être donnée sur le papier de l'ouvrage, à moins qu'il ne soit cher ou précieux, et qu'en conséquence on n'ait donné du papier de mise en train. Mais il faut d'abord que chaque lettre puisse être distinguée sans la moindre équivoque, conséquemment la misentrain sera pour ainsi dire parachevée, aussi bien à l'égard des formes complètes qu'à

celui des formes fractionnaires, comme huitième ou quart de feuille, dont il faut rendre le registre complet par le tirage en blanc et en retiration; les doutes de l'imprimeur à ce sujet doivent être levés par qui de droit : fixé par-là sur une partie de son tirage, il se met d'autant à couvert de ses propres erreurs; et si par rapport à une multitude de titres et de blancs il n'a pas jugé à propos de couper préalablement sa frisquette, il répond des accidents qui pourraient s'ensuivre.

3. La plupart des dispositions de misentrain ayant été exécutées sans le secours de la touche, par un motif analogue les tierces des bons imprimeurs sont toujours un peu pâles, quoique lisibles, afin de ne pas encrasser la forme et de se rendre maîtres de la couleur. Voyez ci-dessous 15, 16, 17, pour ce qui regarde le reste du travail de l'imprimeur à l'égard de la tierce.

4. *Voir la tierce.* Lorsque par quelque retard il y a plusieurs tierces à voir à la fois, on les voit dans l'ordre successif de leur remise; mais celle de ces tierces qui aurait été présentée tardivement pour cause de calance forcée, obtiendrait la préférence sur les autres, à moins qu'il n'y ait quelque motif urgent qui s'y oppose.

5. Il est essentiel de voir la tierce dans l'ordre numérique des pages, savoir, de commencer le côté de deux par les pages 2, 3, puis 6 et 7, et ainsi de suite, et le côté de première par 1, 4 et 5, etc. Par-là on est sûr de découvrir un folio faux non marqué ou mal rétabli depuis sa chute accidentelle postérieure à la confection de l'épreuve; on peut encore découvrir des erreurs analogues à la suivante. Une première d'auteur, in-8°, dans laquelle on avait par mégarde sauté deux pages, est corrigée avec restitution du bourdon; la seconde épreuve se trouvait bien imposée en apparence, quoiqu'elle le fût mal, parce que les cartons s'enfilaient bien les uns dans les autres par leurs premiers feuillets, moyennant leur transposition après la pliure, qui avait été faite par une personne trop peu familiarisée avec ce travail. On lit le bon à tirer, on le corrige, on met sous presse; la personne chargée de vérifier la tierce la voit *par bandes* de quatre pages; on imprime, et le tirage achevé, en pliant la

bonne-feuille, on s'aperçoit de l'erreur. A-coup-sûr le déplacement non apparent sur le bon à tirer eût été découvert sur la tierce si on l'eût vue par ordre numérique successif.

6. Pour suivre plus facilement cet ordre, on plie la tierce sur elle-même de façon que l'impression à vérifier soit en dehors : l'in-8° reçoit ce pli au milieu de toute la longueur des têtières; l'in-12 le reçoit aux grandes têtières si le carton est en dehors ; et si le carton est en dedans et que la feuille entièrement ouverte soit par trop étendue dans ce sens, on peut pratiquer le pli sur les petites têtières. — La personne qui voit les tierces de cette manière s'habitue machinalement pour ainsi dire à reconnaître la place réciproque des pages sur la feuille, de même que le metteur en pages reconnaît mécaniquement leur place individuelle sur le marbre par l'habitude d'imposer.

7. Avant la vérification, il faut jeter un coup-d'œil général sur toute la feuille, pour être averti à temps si quelque correction a dû occasioner des reports, pour éveiller l'attention à cet égard, et pour s'assurer s'il existe à la première page ou plus loin de ces corrections qui soient rendues applicables à la même feuille par un avertissement unique auquel le correcteur ne se serait pas conformé en négligeant de renouveler partout leur application.

8. Si l'on vise à une certaine pureté de correction, on relit toute la tierce après l'avoir vérifiée; mais *dans tous les cas* il faut relire les folios, les titres-courants, les pages chargées, les lignes remaniées, transposées, tombées en pâte puis recomposées, les additions rares, et en entier les tableaux et ouvrages de ville légers. — Quoiqu'il n'y ait aucune apparence de remaniement à exécuter, il n'en faut pas moins s'assurer si chaque page de la tierce finit et commence comme au *bon*, car une correction minime peut avoir occasioné un faible remaniement et par suite un report léger. — Dans le cas de report quelconque, si le metteur en pages a négligé de le marquer sur le bon, il faut toujours qu'il y soit indiqué en voyant la tierce : ainsi, quand il manque quelques mots du début de la page 2 qu'on a portés au bas de la page 1, il faut effacer très-légèrement sur l'épreuve ces mots, ou les entourer,

et les transcrire en entier au bas du recto de l'épreuve; s'il y a eu une ou plusieurs lignes de report, on l'indique en énonçant simplement leur nombre, mais toujours en faisant bien correspondre les indications sur les deux pages du même feuillet; si le report a eu lieu du bas de la page 3 au haut de la 4, on en fait également la mention coïncidente sur ces deux pages.

9. Si quelque correction n'a pas été faite, il ne faut pas se borner à son indication sur la tierce, car assez souvent le metteur en pages, induit en erreur à cet égard par quelque ressemblance dans les mots ou les figures, l'a exécutée ailleurs qu'à sa place, presque toujours dans son voisinage: il convient donc de s'assurer de cette méprise pour ne pas ajouter au nombre de fautes qui échappent déjà; d'ailleurs ce genre de faute rend le patron passible de réimpression.

10. La tierce est ordinairement plus nette que les diverses épreuves qui l'ont précédée: c'est donc à la tierce que les *mauvaises lettres* et celles d'un *œil étranger* peu sensible sont le mieux reconnues. — Quant aux mauvaises lettres, il faut les expulser le plus possible des titres, et d'un caractère neuf ou qui a peu servi, car il n'en faut guère par page pour lui donner quelque apparence d'usé; et dans un caractère fatigué il faut surtout s'attacher à les changer aux premières et dernières lignes des pages et à leurs extrémités. — Relativement à l'œil étranger, que l'on marque avec soin, si l'introduction offre quelque gravité par sa fréquence il est utile ou de l'arrêter soi-même en allant à la source si c'est possible, ou d'en avertir qui de droit.

11. Soit dans les labeurs, soit dans les ouvrages de ville, il faut s'assurer si les blancs dans l'impression sont restés réguliers malgré les augmentations ou les diminutions occasionées par des corrections, ou si par suite ils ont été modifiés régulièrement; si la personne qui voit la tierce n'a pas l'aptitude qui convient à cet égard, elle en doit référer au prote.

12. Les tierces en retiration sur elles-mêmes, comme celles des fractions de feuille ou de formes complètes, par exemple, le carton in-8° tiré quatre fois sur la feuille, le carton in-12, etc., aussi-bien que les compositions doublées, ne doivent pas être vues, quant à la vérification des fautes et leur lecture, partie d'un

côté et partie en retiration; c'est seulement un seul côté, qui représente identiquement toute la forme, qui doit être conféré, relu au besoin, et porter l'indication des diverses corrections nouvelles : la retiration n'est vérifiée que relativement au registre et pour s'assurer que le papier est bien tourné. — Mais la tierce d'une forme qui va en retiration sur une autre forme doit être également vérifiée quant à sa corrélation, et mention expresse doit en être faite si le côté en blanc a été mal tourné.

13. Si l'on ne termine pas la vérification de la tierce par une lecture entière de la forme, il faut au moins parcourir attentivement l'intérieur de chaque page, et surtout les bords des lignes, pour découvrir les chutes accidentelles des lettres, leur chevauchage, et les blancs qui marquent sur le papier. Mais si l'on en fait la lecture complète, il convient de s'assurer des réclames ou des deux jonctions de la feuille avec la précédente et la suivante, si d'ailleurs l'épreuve ne porte aucune indication qui rassure à cet égard : dans un gros volume, recommandable sous le rapport de la correction, sur trois seules fautes qu'on y a reconnues subséquemment, la plus lourde consistait dans l'adjectif *une* pour *un*, dernier mot d'une feuille, que la simple vérification de la réclame eût prévenue.

14. Les variations ou les dérangements peu sensibles dans les blancs de la garniture doivent nécessairement échapper en vérifiant simplement la tierce ; aussi pense-t-on que leur maintien régulier dans les ouvrages doit être surveillé par le metteur en pages et l'imprimeur, et plus particulièrement encore par l'homme de conscience, qui doit connaître incessamment les dimensions des garnitures, et avoir à cet effet sur lui des lingots ou de fortes interlignes sur lesquelles ces dimensions sont marquées distinctement.

15. *Signer la tierce.* La tierce doit mentionner : — 1° les noms des deux compagnons, car ils garantissent leurs comptes personnels et facilitent la recherche causée par un travail défectueux : ces noms doivent être portés du côté de deux sur le bas de la page qui porte la seconde signature de la feuille, et du côté de première sur la page 1. — 2° Le nombre à tirer, par feuilles s'il est exigu, et par rames et mains s'il est

moyen ou grand, y compris le vélin ou autre papier à part s'il y en a. — 3r Si la forme est un huitième, un quart de feuille, une demi-feuille, si elle comporte plusieurs compositions, avec l'expression du nombre net de tirage à compter pour le travail. — 4° Si le papier est mal tourné pour la retiration ; ou s'il doit être tourné in-12, quoique le format offert exige ordinairement que l'on tourne in-8°. — 5° Les changements à faire sous presse, le cas échéant — 6° La demande d'une révision, si par la vérification on l'a jugée nécessaire. — 7° Enfin, la date. — L'oubli de la plupart de ces circonstances fait peser sur le vérificateur la responsabilité, tandis que leur énonciation la reporte sur les imprimeurs, qui en conséquence doivent s'assurer de nouveau et très-attentivement, après la correction, si rien ne mord, et prendre une connaissance exacte des mentions qui les concernent.

16. *Corriger la tierce.* Cette correction, plus encore que toute autre, doit être exécutée avec un soin complet : aussi, soit en corrigeant très-minutieusement toutes les fautes marquées sur la tierce, soit après avoir corrigé, il faut baisser toutes les espaces, tous les blancs, qui ont quitté leur appui inférieur, bien qu'ils ne marquent pas sur le papier ; s'il y a du haut, des sinuosités, des chevauchages, il ne faut pas quitter ces défauts sans s'être assuré de la fixité de leur réparation, et cela en dégageant et visitant la tige même des lettres, des blancs, la régularité des interlignes et leur longueur, les garnitures, biseaux ; enfin, quelque cachée que soit la cause du vice, il faut qu'elle soit reconnue et détruite. — Quand la composition ou une de ses parties est couchée peu sensiblement par l'effet de corrections de toute espèce mal exécutées et réparées, alors l'impression, sans être absolument défectueuse, vient assez mal à ces endroits pour n'être pas satisfaisante; et l'on dit en parlant d'une telle impression qu'elle est égratignée, parce que la lettre penchée horizontalement vient plus fort d'un côté que de l'autre : c'est encore là un vice qu'il faut reconnaître et corriger. Plus d'une presse a été injustement débauchée par rapport à un tel résultat, dont la cause véritable n'a été reconnue que tardivement.

17. Quoique une révision ne soit pas demandée gé-

néralement sur les labeurs, si la tierce est quelque peu chargée ou seulement si l'homme de conscience le juge utile, on doit lui donner une révision quand il la demande, soit pour la faire vérifier ou pour la vérifier lui-même. — Il est obligeant de sa part d'avertir les imprimeurs s'il y a quelque indication de morsure sur la tierce.

TIGE DE LA LETTRE, V. *Lettre* 5.

TIRAGE CONCURRENT. — 1. On a cru devoir comprendre sous cette dénomination le tirage des papiers vélin, de Chine, des peaux de vélin, et du satin, parce que ces divers tirages n'ont généralement lieu que *concurremment* avec celui du papier ordinaire d'impression, bien que le vélin puisse faire exception à plusieurs égards.

2. Il convient d'exécuter ce tirage dès que la forme a été bien mise en train sous tous les rapports, car plus on avance, et plus la forme a été sujète à divers accidents, tels que lettres émoussées sur les bords, fracturées, enlevées, etc.; de plus, s'il arrivait qu'une ou plusieurs feuilles de vélin, par exemple, fussent *manquées*, il n'y en a pas toujours d'autre tout préparé, et cette privation forcerait à tremper derechef et à remettre sous presse.

3. *Peaux de vélin.* Malgré toutes les précautions prises jusqu'à présent, les belles éditions en peaux sont très-rares. D'abord, avec du papier de décharge propre, on frotte fort les deux côtés de la peau, pour la débarrasser de la poussière de chaux qui a servi à la dégraisser et à la blanchir; ensuite on la place dans le papier préparé de l'ouvrage, où elle doit rester jusqu'à ce qu'elle paraisse bien étendue et un peu souple. Durant cette préparation, on s'assure très-attentivement de la propreté de la forme, et de la régularité du foulage, dont le moindre défaut est plus apparent sur les peaux que sur le papier. Après avoir eu la précaution de couvrir la marge d'une feuille de papier très-uni, bien mince et collé, on tire d'abord le côté du poil, reconnaissable à un grain léger et à une nuance un peu moins blanche, car le côté de la chair lâcherait beaucoup plus son encre s'il y avait une retiration. On ne reste pas long-temps sur le barreau, et l'on doit se garder surtout de tirer deux fois, parce que la peau serait per-

due. Voilà pour le tirage en blanc.— S'il faut mettre en retiration, on place la peau tirée en blanc dans du papier *sec*, en un lieu où elle ne soit exposée ni à la chaleur ni à l'humidité, et on la laisse ainsi durant quelque temps, même quand il s'agirait de mettre la forme en retiration sur elle-même; puis on la tire en prenant les mêmes précautions que pour le côté en blanc, en mettant pour décharge une nouvelle feuille mince et collée.

4. *Papier de Chine.* La préparation en est très-simple, puisqu'il suffit d'en mettre une feuille ou deux, durant quelques instants, dans le papier ordinaire préparé, pour l'étendre; et quant à son tirage, il faut la même surveillance de propreté et de foulage que pour toute autre impression, et il est inutile de tirer plus fort que sur le papier ordinaire.

5. *Satin.* Il ne lui faut aucune préparation. On l'attache sur le tympan avec des épingles afin de le bien tendre; on peut tenir un peu plus noir que sur le papier, et sans inconvénient rester un peu sur le coup.

TIRAGE EN BLANC, ALLER EN BLANC. — 1. Si le nombre du tirage est considérable, presque toujours la même feuille est prise par deux presses différentes. Celle qui a pris la première, communément le côté de deux, doit fournir à l'autre des feuilles mises en train pour le registre. S'il y a cinq à six rames tirées d'avance, la première achève la totalité du tirage en blanc, supposé que cette avance se soutienne; si au contraire il n'y a qu'un moindre nombre, à son tour elle devra mettre plus tard en retiration le papier qu'en conséquence l'autre presse aura dû tirer en blanc.

2. Les papiers de couleur pour couvertures ayant trop souvent deux nuances, l'imprimeur doit dans ce cas marger de façon que la plus belle des deux se trouve en dehors, quand toutefois la forme ne doit pas être mise en retiration sur elle-même.

Voyez d'ailleurs *Faire la marge*, *Faire le registre*, *Foulage*, *Marger*, *Moulinet*.

TIRAGE EN OR, V. *Impression en or.*

TIRAGE EN RETIRATION, ALLER EN RETIRATION. Sur un tirage de deux mille en blanc, celui qui prend la seconde forme doit mettre en retiration lorsqu'il y a un mille de tiré sur la première forme;

mais il doit prendre aussi à peu près un cent de papier blanc pour faciliter sa misentrain. Dans le même cas, lorsque le tirage est de trois mille, il peut en tirer un en blanc ; si le nombre est excédant, on doit éviter de laisser souffrir le papier tiré d'un côté.

TIRER. L'imprimeur qui se pend au barreau par le bras et plie en même temps le genou droit, n'a nulle force pour tirer ; dans cette action il faut qu'après avoir saisi le barreau et porté son pied droit sur le marche-pied, il s'arcboute en dressant successivement le genou droit et le corps. Casser un barreau décèle plus souvent de la maladresse que de la force, à moins que la rupture ne provienne d'une paille ou autre défaut de fabrique.

TIRET OU MOINS : pour son application, V. *Ponctuation* 19; pour son approche, *Approche* 6; et pour son espacement, *Espacer* 18.

TITRES ET SOUS-TITRES. — 1. Il est nécessaire de consulter d'abord tout l'art. *Frontispice*, puis l'art. *Faux-titre*, et l'on en conclura que la valeur du titre de la première page de texte est assimilable au faux-titre et subordonnée au frontispice; à moins qu'on ne commence le texte par quelques lignes placées au bas de la première page, à l'imitation du goût anglais : mais cet abus du luxe, que réprouvent l'acquéreur, le goût, et une certaine délicatesse très-voisine de la probité, devant subir la fin qui est le propre de la plupart des excès, on a cru devoir supposer d'avance sa suppression totale. L'article *Filets d'ornement* 3 relate ce qui concerne le début du titre de première page de texte.

2. Ce qui occasione généralement quelque confusion et partant de l'irrégularité dans les sous-titres par lesquels la matière d'un ouvrage est divisée, c'est le défaut de régularité de valeur que les auteurs attachent aux mots qui composent ces sous-titres : par exemple, dans une anatomie on verra le mot *section* désigner une partie principale, et avoir des *chapitres* pour subdivisions; dans notre Code civil l'ordre progressif descendant est ainsi, *livre*, *titre*, *chapitre*, *partie*, *section*, *paragraphe*, tandis que *partie* dans d'autres codes a pour subdivisions *livre*, *chapitre*, etc. — Il est donc indispensable qu'avant d'assigner telle ou telle proportion de caractères aux divers titres et sous-titres, on en con-

naisse non seulement toute la nomenclature, mais aussi la valeur relative; et si la copie n'était fournie que partiellement, il faudrait toujours que l'auteur donnât une copie ou liste exacte de ces termes avec leur valeur.

3. Toutes les divisions et subdivisions une fois bien connues, on peut essayer la fixation de leurs divers caractères d'après celui du texte déterminé. Supposé le Code civil, son texte étant en dix : *livre* sera en quatorze, *titre* en douze, *chapitre* en onze, *partie* en dix, *section* en neuf, *paragraphe* en huit. Forcément donc ici le paragraphe sera au-dessous du texte, car si l'on partait d'une force plus élevée le *livre* atteindrait à la force des grands titres et serait inconvenant sous ce rapport. En admettant cependant quelques binaires ou majuscules grasses on pourrait partir du corps neuf, mais il faudrait pour chapitre prendre des capitales grasses du dix, et non du onze, car le onze gras rivaliserait trop avec le douze qui doit dominer. — Ces diverses coupures peuvent affecter chacune une ligne isolée, ou être suivies de leurs sommaires respectifs, nuancés avec les minuscules italiques ou romaines ordinaires et grasses, comme il vient d'être dit pour les majuscules. — Ces majuscules peuvent être remplacées partiellement par des médiuscules. les mots peuvent être abrégés, et les numéros être figurés en chiffres romains plus ou moins grands : tout cela est indifférent, pourvu que l'ensemble de l'expression offre toujours la subordination réelle de son rôle particulier. — L'ordonnance une fois réglée pour un volume, y est nécessairement uniforme partout; mais si le volume est composé de divers morceaux distincts, comme serait un volume de *six codes*, l'ordonnance de chaque code sera ou particulière, ou semblable aux autres, selon l'exigence.

4. Dans une pièce de théâtre on aura également toute la série des sous-titres et titres, comme prologue, actes, scènes, leurs divers sommaires, et les interlocuteurs; on aura prévu le cas où un sommaire de scène joue en même temps le rôle d'interlocuteur, comme lorsque la scène est remplie par un seul personnage : pour l'exactitude il faudrait énoncer d'abord le sommaire avec le caractère assigné, puis l'interlocu-

teur en caractère moins fort et semblable à celui des autres interlocuteurs, mais alors il y aurait une répétition fastidieuse; c'est pourquoi l'on s'en abstient, en figurant généralement l'interlocuteur avec le caractère du sommaire, et nous pensons qu'en cela on a évidemment tort: un sommaire de scène est l'énoncé *des* personnages qui y figurent; s'il n'y en a qu'un, le sommaire n'y est pas seulement inutile, mais il ne peut pas même exister, car *sommaire*, dérivé de *summa*, comporte une idée de total numérique, conséquemment d'*abrégé* dans notre cas, et on ne saurait donner l'abrégé d'un objet ou personnage *unique;* l'interlocuteur unique d'une scène doit donc paraître dans la même forme que tous les autres interlocuteurs de la même pièce. — Comme ci-dessus 3, si les diverses pièces qui forment collection dans un même volume comportent toutes une nomenclature de titres et sous-titres semblable, l'ordonnance des caractères sera partout la même, mais elle différera si la complication des nomenclatures en fait une loi.

5. Dans tous les cas, aucun sous-titre ne doit être en caractère semblable à celui du titre-courant, comme on l'a dit ailleurs. L'indication finale, *fin de* .., doit encore avoir une expression particulière, quoiqu'elle ne soit jamais en contact immédiat avec le sous-titre; elle doit dominer certains sous-titres : par exemple, dans une pièce dramatique elle doit être plus forte que l'interlocuteur. (Voyez *Pages blanches*, *Queues*.)

6. Les titres des *ouvrages de ville* doivent être faits d'après le même principe que les autres; seulement un but particulier peut prévaloir : dans une affiche que l'on fait imprimer pour réclamer un objet perdu, à-coup-sûr cet objet est le véritable sujet de l'article; mais si la récompense est considérable, on sera très-logique en figurant *mille francs* plus gros que le sujet. — Dans un prospectus ou annonce de maison d'éducation, le sujet réel sera *éducation;* mais il importe généralement de connaître plutôt le nom du chef ou du directeur de la maison, parce que la bonté et le succès de l'éducation dépendent essentiellement des qualités morales et de la vigilance savante de ce chef : ainsi, par exemple, dans *Pensionnat de l'Université dirigé par madame Reboul*, ce sera le nom de cette personne qui devra dominer sur le reste du titre.

7. Les titres des ouvrages de ville ont souvent quelques accessoires qui sont pris quelquefois pour le principal : c'est particulièrement lorsqu'on énonce en tête d'une page le titre d'un ouvrage dont on donne un extrait, comme ici, par exemple : *Dictionnaire des Origines des maisons nobles. — Maison Anisson-Duperron.* La première partie de ce titre n'offre que la source, et la seconde est véritablement le sujet : c'est donc la dernière partie qui doit être mise en une ou deux lignes et être figurée en binaires proportionnées, tandis que la première partie n'est qu'un sommaire pour ainsi dire, qui selon l'occurrence peut figurer en minuscules. — On en dira autant des espèces d'étiquettes, *Société pour l'encouragement*, — *Université de Paris*, — *Département de la Seine*, etc., qu'on reconnaît assez facilement pour des accessoires de titre en ce qu'on peut les figurer même en additions marginales. — Il convient de remarquer particulièrement à leur égard que le filet assez long qu'on applique entre eux et le titre qui les suit, sert autant de coupure que d'ornement, et qu'il doit être sensiblement plus rapproché par le haut, car il ne peut être distanté également comme le serait tout autre filet qui couperait un titre divisé en plusieurs parties qui auraient une relation ; c'est même par cette raison que le premier filet dont on vient de parler, s'il est gras et maigre, a le gras en bas et le maigre en haut.

Relativement à l'exagération dans l'opposition des forces des caractères, voyez *Frontispice* 11.

TITRES-COURANTS, V. *Folios* 8 à 14.

TOMBER LIGNE SUR LIGNE. — 1. Quoique le sens de cette locution semble devoir faire partie intégrante du sens de *registre*, ils diffèrent nettement entre eux, en ce que le dernier désigne la quadrature des pages l'une sur l'autre, abstraction faite des lignes de l'intérieur, tandis que le premier sens concerne seulement chaque ligne des pages en retiration. C'est la nécessité, non le caprice, qui fait établir cette distinction ; mais l'irréflexion exige souvent, parfois même dans les ateliers dont les patrons visent à suivre tout droit le chemin de Corinthe, que les ouvriers réalisent à la fois toute l'exactitude de ces deux espèces de registre, et voici pourquoi : en tombant *ligne sur ligne*, chaque intervalle de deux lignes conserve intacte la blancheur du papier, et au contraire elle contracte une teinte grisâtre plus ou moins, quoique légère, par le croisement des lignes en retiration, selon l'épaisseur différente du papier ou sa transparence, et selon la force d'œil du caractère.

2. Mais dans aucune circonstance on ne doit perdre de vue la subordination naturelle qui existe dans les détails. Par exemple, un ouvrage plus ou moins chargé de sous-titres et sommaires, et bien conduit quant à la casse, a nécessairement été l'objet d'une échelle de blancs dont quelques-uns peuvent être moindres que la force d'une ligne du texte : cette proportion de blancs, qui n'est autre que la délinéation graduée des divers sens généraux et subordonnés du discours, qui doit, non moins que les caractères, frapper vivement les yeux, cette délinéation sera-t-elle sacrifiée à l'avantage purement mécanique, presque inaperçu, pour ainsi dire futile, de conserver une même teinte de blancheur, à laquelle le lecteur en action ne peut même pas songer? Non sans doute; le livre qui recommande sans exception de tomber ligne sur ligne, quoique fait avec une prétention souvent justifiée, offre trop fréquemment lui-même, quelquefois sans la moindre nécessité, un résultat contraire sous ce rapport.

3. Et quand les blancs des sous-titres sont forts, qu'il y a beaucoup de queues, des blancs énormes au commencement d'un volume et même de ses chapitres; bien plus, quand la matière est sous forme de poésie, surtout d'un format un peu grand et en caractère un peu fort, que devient cette teinte nécessairement produite sur la droite de chaque page, quoique les lignes y tombent bien sur elles-mêmes par les parties qui seules en sont susceptibles?.... Que d'autres cas divers offrent encore le même inconvénient, si toutefois on peut nommer ainsi le résultat rigoureux de la nécessité! Personne n'y fait la moindre attention, tant la remarque généralisée est oiseuse.

4. Cependant le précepte doit être suivi lorsqu'il échappe à la subordination : prose, vers, sous-titres, doivent tomber ligne sur ligne si la proportion des blancs n'est point enfreinte, ou si leur force permet de les modifier insensiblement; ce qui néanmoins ne pourrait pas avoir lieu dans le cas suivant : dans un

labeur en onze interligné de trois points, un sommaire en majuscules blanchi en tout par deux lignes, si chaque blanc (dessus et dessous) est formé également de quatorze points, le sommaire aura dix-sept points dessous, le talus régulier des majuscules y ajoutant trois points environ; tandis que le blanc de dessus ne présentera que quatorze points, et dès-lors sera défectueux, cette disposition marquant une liaison de sens plus étroite entre le sommaire et le discours qui précède qu'entre ce même sommaire et le discours dont il est le début : d'où une défectuosité qui décèle une ignorance trop commune en imprimerie. Qu'on rejette donc la valeur du talus dans le blanc de dessus, et, sans s'embarrasser de la teinte grise, trop minutieuse ici et trop primée, on aura évité un contre-sens grossier. Comme la difficulté roule principalement sur le talus, on sent qu'elle serait moindre si le sommaire était en médiuscules, et qu'il en serait encore de même s'il était en minuscules comportant autant de longues en bas qu'en haut, car on se bornerait dans les deux cas à forcer le blanc de dessus d'un point ou deux aux dépens de celui de dessous.

TOUCHER. — 1. *Avec le rouleau.* On prend de l'encre en appuyant uniformément et légèrement le rouleau contre le cylindre. Pour un in 8° ordinaire, on ne doit pas appuyer trois fois sans avoir fait faire au cylindre, supposé qu'il donne l'encre également, un quart de tour; pour un format plein, raisin ou jésus, il peut en exiger à chaque deuxième feuille; et même à chaque feuille pour un format plus lourd. On distribue vivement en déplaçant souvent le rouleau, mais sans le lever haut ni le laisser retomber avec force sur la table; on le déplace également en touchant, mais sans le croiser sur la forme, car il résulterait que quelque angle de page n'aurait pas d'encre ou n'en aurait que trop peu. — Le rouleau doit être fréquemment changé de main, et il faut d'autant plus le distribuer que l'ouvrage exige plus de soin, au point que la distribution peut n'éprouver d'interruption que celle à laquelle oblige la touche et l'examen du tirage : voyez ci-après 2 la manière de s'approcher et de se retirer de la forme. — On doit toujours essayer son rouleau sur plusieurs feuilles de papier de décharge; et si la première feuille de tirage ne se trouvait pas en couleur, il faudrait la placer avec les feuilles de misentrain. — Chaque fois que l'on cesse son travail, ne serait-ce que pour une demi-heure, il faut toujours tirer une ou deux feuilles de décharge, afin que la lettre prenne son encre quand on recommence le tirage.

2. *Avec les balles.* Il est rare qu'un imprimeur prenne de l'encre avec la balle à gauche, à moins qu'il ne soit gauché; la position de la balle à gauche offre aux regards les pâtés, ordures, plis, etc. Après avoir bien broyé une petite quantité d'encre, on en prend généralement peu et assez souvent (ne pas passer quatre feuilles) pour entretenir la même couleur; on la distribue en faisant tourner à gauche la balle de dessous, et à droite celle de dessus, aussi long-temps qu'il est nécessaire pour que l'encre soit bien également répartie; puis on touche sans précipitation, assez ferme pour faire jouer largement l'élasticité des balles, qui doivent toujours être d'aplomb sur la forme, et du reste en suivant les mouvements ci-après : dès que le compagnon tireur a déroulé, le toucheur avance rapidement son pied gauche près du marche-pied; le tympan étant levé, il approche aussi le pied droit, et tout de suite appuie les balles séparées sur le bas de la forme à gauche, où il monte, et descend à droite; puis il répète ce trajet en remontant à droite et redescendant à gauche : de cette manière il profite successivement du plus d'accessibilité que lui laisse son compagnon; enfin il retourne aux chevilles en retirant d'abord le pied droit, pour empêcher sa rencontre avec le pied gauche du tireur. — Lorsqu'on cesse le travail il faut avoir la précaution de ne pas laisser les balles l'une sur l'autre, afin qu'elles ne deviennent pas *teigneuses*.

TRANSPORT DU PAPIER TIRÉ. — Cet acte, qui paraît si peu important, était fait généralement avec si peu de précaution, et entraînait des désagréments si nombreux et si onéreux pour l'imprimeur et ses ouvriers, qu'on a cru devoir citer quelques circonstances relatives, parce qu'ils peuvent encore se renouveler par les mêmes causes, quoique leur nombre soit sensiblement réduit par l'établissement assez commun à Paris de petites voitures couvertes qui mettent le papier à l'abri durant son transport. On a vu tomber dans la Seine une poignée éparpillée de papier tiré qu'une bourrasque avait arrachée des crochets d'un porteur qui passait sur le Pont-Neuf, et qui sans doute avait instantanément trop peu tendu sa corde : on a vu le frottement brusque et violent d'une roue de cabriolet porter sur une charge considérable de papier fraîchement imprimé, et en salir plus d'une rame sur les tranches, qui avaient été tellement atteintes que le porteur chuta contre un mur ; enfin on a vu un troisième porteur, par l'effet d'un faux pas, tomber sur le pavé boueux avec une pareille charge, etc. Que de combinaisons l'intérêt personnel ne sait-il pas alors mettre en jeu pour rejeter le déficit sur le patron ou ses ouvriers, et cela avec un succès qui souvent justifie trop les appréhensions, surtout si l'on ajoute à ces premiers dégâts ceux qui peuvent encore fréquemment survenir dans la manipulation ultérieure du papier pour le séchage, l'assemblage, etc. : croirait-on qu'on a vu dans une imprimerie recomposer une feuille de labeur, parce que cette feuille, égarée et réclamée depuis long-temps, manquait pour l'assemblage, lorsque le patron, faisant une exacte vérification chez l'assembleur, trouva enfin l'objet de ses recherches sous une pile énorme de feuilles d'un autre ouvrage?

TREMPER LE PAPIER. — 1. L'imprimeur, en recevant son papier, doit vérifier, en comptant par main, et par feuille le vélin ou autre qualité d'un nombre minime, si le paquet délivré contient la quantité énoncée, et, dans le cas contraire, sur-le-champ il fait rectifier l'erreur ou au moins en donne avis (voy. *Magasin* 8). — Si la quantité de vélin qui accompagne le papier ordinaire passe cent, ou même s'il est d'un moindre nombre mais de plus grande dimension, il doit être trempé à part; dans le cas contraire il se place toujours vers le milieu du paquet de papier ordinaire.

2. On dit que l'eau de pluie très-propre est la meilleure pour tremper; cela paraît juste, mais il est certain que toutes les eaux de rivière sont bonnes, pourvu qu'elles soient bien limpides. L'eau de puits doit être rejetée généralement comme trop chargée de sels; on a vu du papier trempé qui avait acquis une forte

teinte de roux par cette eau. De l'alun dissous, ajouté à l'eau destinée à tremper, pallie quelque peu le défaut que présente un papier inégalement collé.

3. 1° L'ais sur lequel on place le papier trempé, doit être de sapin, car le chêne tache; il doit encore, autant que possible, n'être que de la dimension du papier, car si cet ais la dépasse quelque peu, ses bords libres reçoivent l'eau qui s'écoule successivement de tout le paquet trempé, cette eau y séjourne, et par-là entretient trop de moiteur aux bords des mains inférieures du paquet. 2° Il est utile aussi, par un motif analogue, que la maculature placée sous le paquet ne dépasse pas le papier, mais qu'elle soit plutôt un peu moins grande.

4. On a dit et répété que le papier peu ou point collé qui happe bien à la langue, est favorable à l'impression. Divers essais faits à cet égard n'ont confirmé cette assertion que partiellement; d'ailleurs on a tant modifié la matière première dans ces derniers temps, par le mélange ou la substitution de nouvelles matières, et même par le collage, que l'indice ci-dessus est fort dubitatif aujourd'hui. L'imprimeur ne peut donc consulter que son expérience pour reconnaître la quantité d'eau qu'il doit donner au papier, après s'être assuré toutefois de la lourdeur ou de la légèreté du format, et avoir simplement distingué entre le papier *non collé*, *à demi-colle*, et *collé*, et entre le papier ouvert ou plié par mains. On ne saurait donc non plus fixer ici le nombre de feuilles qu'il faut alternativement mouiller et non mouiller, car tantôt on doit alterner par mains, tantôt par demi-mains et même moins. Voici cependant les remarques qui ont été faites à l'égard du papier sans colle: lorsque l'eau que l'on jette dessus forme des creux dans le papier, la pâte est douce, et il faut le tremper légèrement; si au contraire le papier grandit et gonfle en relevant sous l'eau qu'il a reçue et qu'en tombant elle sonne, alors ce papier est dur, revêche, et doit être trempé plus fort que le précédent.

5. On trempe de deux manières, *à la main* ou *au balai*. *A la main*, 1° c'est quand, saisissant par le dos une main de papier non ouvert, on plonge cette main dans l'eau du baquet à sa gauche et la sortant à sa

droite, en lui faisant décrire par ce mouvement plus ou moins rapide une section de cercle; 2° c'est encore quand, le papier quelconque étant ouvert, on saisit une certaine quantité de feuilles par deux réglettes de bois assez solides et assez longues pour tenir bien en respect toute l'étendue de l'un des deux bords les plus courts, et qu'on plonge cette quantité comme ci-dessus. Cependant on ne se sert plus guère de réglettes; on fait un pli en place; il est même des ouvriers qui trempent le papier ouvert comme celui qui est par mains: cela est très-adroit; l'essentiel est que l'eau n'entre pas dans la pincée. *Au balai*, c'est placer sur l'ais la quantité de papier déterminée, et, après l'y avoir ouvert s'il ne l'est pas, l'asperger par le moyen d'un petit balai qu'à cet effet on charge d'eau, en le plongeant successivement dans celle du baquet. Avant de tremper on doit toujours mettre la maculature sèche sur l'ais, ainsi que quelques feuilles du papier.

6. On a vu plus haut, 4, que l'imprimeur doit s'assurer si le papier est *sans colle* ou *collé*, parce qu'indépendamment des autres qualités, cette différence seule le détermine à faire prendre un peu plus d'eau au dernier qu'au premier; d'où les distinctions suivantes.

7. Il suffit de tremper généralement tous les papiers sans colle une seulefois la main, au balai, en y jetant plus ou moins d'eau; immédiatement après on peut le charger légèrement, le remanier quatre heures après, et le mettre aussitôt en presse ou le charger fortement. Quand un papier non collé est si faible de corps qu'il s'effleure facilement à l'impression, ou que d'ailleurs il jette des ordures parce qu'il a été mal fabriqué ou qu'il est *cotonneux*, il n'y a pas d'autre remède que de le tremper sensiblement moins que les autres, l'expérience assez répétée ayant prouvé que le secours de l'alun n'est ici d'aucune efficacité.

8. Le papier *collé* offre à l'impression un désavantage marqué, parce que, demandant beaucoup plus d'eau pour être propre au travail, il nuit à l'impression par sa fraîcheur, ou que, le tenant trop ferme, il abîme le caractère par sa dureté; on en peut excepter le papier coquille vélin, dont le grain est très fin, ainsi que les papiers légers de Hollande, pour la trempe desquels un ouvrier expérimenté doit seul décider.

9. **Deux manières de tremper le papier collé.** La *première*, qui est la plus commune, consiste à tremper une ou deux fois la main, selon son épaisseur, de le charger une ou deux heures après, laissant écouler huit à dix heures avant de le remanier, et de le tenir en presse durant le même temps; si les soins de l'ouvrage l'exigent, on le remanie une seconde et même une troisième; il est parfois des papiers ou des formats qui demandent moins de temps pour la préparation. La *seconde* manière est la plus prompte et la meilleure: par exemple, un papier que vous jugeriez devoir être trempé une fois la main à la première manière, trempez-le deux fois, mais très-légèrement, en secouant la main au-dessous du baquet jusqu'à ce que vous n'apportiez pas une seule goutte d'eau sur le papier; mettez-le en presse sur-le-champ, remaniez-le bien au bout d'une heure, remettez-le de nouveau en presse, et en moins de deux heures pour toute l'opération, si la quantité est moyenne, vous aurez un papier très-propre à être livré à l'impression.

10. Au fur et à mesure que l'on trempe, on abat de son mieux les dos des mains, quand le papier est disposé par mains; on efface les rides, les plis accidentels, que l'œil attentif doit découvrir; on évite d'en former d'autres, et à chaque cinquième main on fait rentrer sur elle-même la dernière feuille de façon que son angle antérieur à la droite vienne dépasser le devant du paquet, marques que de très-bons ouvriers préfèrent produire par le placement successif d'une bandelette de papier de couleur, dont ils alternent la position de gauche à droite, puis dans le sens contraire s'il en est besoin, pour éviter l'épaisseur qu'elle formerait par son placement perpendiculairement régulier: c'est surtout pour les papiers mécaniques et tous les papiers collés qu'il faut éviter de faire les marques avec les feuilles, parce que les plis qui en résultent sont souvent ineffaçables. Lorsque le paquet comporte du vélin ou autre papier fin, une contremarque quelconque et distincte l'indique également.

11. Voyez ci-dessus 7 et 9 pour la mise en presse ou le chargement du papier, puis *Remanier*; et quant à l'apprêt des peaux de vélin, du papier de Chine, et du satin, voy. *Tirage concurrent* 3, 4, 5.

12. Si le papier destiné à être trempé l'a déjà été et est resté trop long-temps dans cette position avant qu'on l'ait fait sécher, de manière qu'on doive craindre qu'il ne se gâte tout à fait en le retrempant, ajoutez un litre d'eau de javelle par voie d'eau, et deux litres s'il y a un très-faible commencement de piqûre; ces précautions feront éviter de nouvelles taches et disparaître même celles qui existent. Voyez *Détacher*.

13. La mise en train demande parfois beaucoup de temps, qu'il y ait un grand, un moyen, ou un très-petit nombre à tirer. Par exemple, on a bien apprêté quelques mains de papier; on reste une, deux heures, à faire le registre, découper des feuilles, placer des hausses, etc.: pendant tout ce temps le papier, découvert sur le banc, y sèche fort inégalement, et quand on va l'employer il est encore plus mauvais que s'il n'eût pas même été trempé. Cette circonstance et ses analogues exigent donc qu'un paquet de papier apprêté pour le tirage reste au frais et couvert au moins d'un ais jusqu'à ce que son transport sur le banc soit nécessité pour le tirage.

TRIAGE DES ORDURES, V. *Balayer* 2 à 5.

TYMPANS. — 1. Par *tympan* on entend généralement et le *petit* et le *grand* tout ensemble, mais on distingue entre eux dans le cas particulier. En toute circonstance il faut que le grand tympan soit fixé au train avec assez de justesse dans les couplets pour qu'aucune vacillation ne soit possible dans le mouvement; et toutes les fois que les tympans sont bien tendus et fermes, le frisottement et le papillotage sont plus rares.

2. *Étoffes*. Autrefois on couvrait en parchemin le *grand tympan*; plus tard on a pris de la toile, et aujourd'hui on ne se sert plus que de soie, comme étant l'étoffe la plus convenable; mais en général on doit préférer le taffetas ou les étoffes fortes, parce qu'elles durent plus long-temps, et se tendent mieux que les soies faibles, qui se relâchent toujours.—Le *petit tympan* était aussi couvert en parchemin; aujourd'hui il est plus souvent en toile fine ou même en percale, ce qui le rend peu durable; mais le parchemin étant presque toujours d'inégale épaisseur, la bonne toile de lin écrue doit être préférée pour sa solidité, et parce qu'elle peut être tendue avec beaucoup de force.

3. *Collage du petit tympan.* On le colle de cette manière : coupez l'étoffe quelconque en lui laissant assez de grandeur en tous sens pour qu'elle puisse entourer le fer; abattez les angles en équerre; collez d'abord la barre du bas, en faisant passer l'étoffe autour et jusque dessous; puis faites des ouvertures pour les languettes, qu'on fait passer dans l'étoffe en la faisant sortir pour couvrir la barre en dessus, dans le sens contraire à celui du bas. Ayant arrêté l'étoffe ainsi, collez les côtés comme le bas, et achevez de coller en haut, en ayant soin qu'ici il reste environ un pouce d'étoffe à la marge de la barre, laquelle étoffe ne doit pas passer en dessous, car son épaisseur nuirait au passage. Si c'est un tympan en toile, il faut le tendre le plus fortement possible; s'il était en parchemin, il faudrait au contraire le tendre très-peu, après l'avoir toutefois préparé comme suit:

4. Plongez entièrement le parchemin dans l'eau, où vous le laisserez durant quelques minutes; en étant retiré, étendez-le bien, et faites-y adhérer dans toute son étendue un torchon sec ou des maculatures non collées; ces objets ainsi réunis, roulez-les en cylindre et tordez-les légèrement : l'eau d'abord attachée à la surface du parchemin sera enlevée; ensuite, après avoir retranché le superflu du parchemin, enduisez uniformément de colle les parties qu'elle doit fixer, et étendez-le sans effort; le grain doit être en dessus.

5. Le petit tympan une fois collé ne doit être séché ni au feu, ni au soleil, mais à l'ombre.

6. *Collage du grand tympan.* Pour cette opération il n'a pas besoin d'être détaché du train; au contraire, cette position donne plus de facilité pour le bien tendre. Après l'avoir débarrassé de ses écrous et au besoin du chevalet brisé, on enduit de colle le dessus du cadre, et on pose par-dessus l'étoffe, que l'on a préparée de grandeur convenable : on fait bien attention de la laisser dépasser autant d'un côté que de l'autre, et surtout en droit fil. Dans cet état on pratique quatre petites fentes dans lesquelles on fait entrer les couplets du haut; ensuite on passe de la colle sur la barre et sur l'étoffe, et on l'applique autour en ayant égard aux languettes; puis on tire du bas et l'on coupe les coins de façon que dans les angles il n'y ait pas de grosseurs

ou d'inégalités : il ne faut pas perdre de vue que la soie s'allongeant quand elle est enduite de colle, on doit faire toutes les coupures en conséquence. On colle le bas en tirant bien droit, ensuite le côté droit, puis enfin le gauche, comme au petit tympan, en ayant bien soin de tirer également des deux côtés pour ne faire faire ni plis ni grimaces ; on décolle un peu le bas pour achever la tension. Aux presses américaines ou colombiennes, où, au lieu de trous pour recevoir les écroux des pointures, il y a une ouverture longue et étroite, l'étoffe doit passer en dedans.

7. Par économie et même pour plus de solidité, la soie peut n'avoir que l'étendue intérieure du cadre ; alors on coud tout autour des bandes de toile, que fournit souvent l'étoffe des petits tympans mis hors de service. Dans le cas contraire, on est toujours obligé de coller de la toile, ou du papier fort, bien collé, pour garantir la soie le long des barres.

8. Une quinzaine de jours après cette opération, comme la soie et la toile se sont allongées, on décolle et rétend les deux tympans. Lorsque le petit tympan est d'étoffe faible, on peut le doubler en dedans d'une feuille de papier fort, bien collé, en la faisant adhérer en tout sens, sans ride, pli, ni air, après l'avoir enduite de colle de façon qu'elle en soit bien imbibée. Cette addition lui donne à la fois plus de fermeté et de solidité.

TYPE AUXILIAIRE OU DE FANTAISIE, V. *Caractères* 23 à 35.

TYPE ORDINAIRE RÉGULIER ET IRRÉGULIER, V. *Caractères* 12 à 22.

U

USTENSILES D'IMPRIMERIE. Il en a été fait mention à leurs articles divers. Seulement on a cru rendre service aux imprimeurs en général en indiquant ici la maison de M. Gallay (successeur de M. Hy), rue Poupée, n° 7, à Paris, non-seulement parce qu'elle est la plus riche et la plus variée (elle embrasse la fonderie, la polytypie, la fabrique de presses et d'encre), mais encore parce que M. Gallay, comme praticien typographe, perfectionne constamment les produits de son établissement.

Voulant y réunir généralement tout ce qui est utile à la typographie, M. Gallay créa une fonderie composée de tous les types modernes, romains et italiques; lettres binaires ordinaires, ombrées, grasses, égyptiennes; fleurons, vignettes, accolades, etc. Aujourd'hui il s'applique surtout à avoir en magasin, outre des fontes d'occasion, des fontes neuves sur tous les corps, prêtes à être livrées au commerce. De plus, il vient d'y ajouter une polytypie composée de collections des Fables de Lafontaine, du Buffon, du Robinson, du Résumé des arts et métiers, des Rois de France, et d'une infinité de Sujets divers. Il a également ajouté à son magasin un dépôt de Pierres lythographiques françaises de Châteauroux. Enfin, son établissement offre les moyens de monter en quelques jours une imprimerie complète, quelle que soit son importance.

Tel est cet établissement, que M. Hy avait créé il y a environ trente-cinq ans; son activité avait été telle qu'en moins de quelques années il fut connu de presque tous les imprimeurs de la France et de l'étranger. En 1828 il s'associa M. Gallay, ex-associé imprimeur à Paris, qui avec ses connaissances en typographie apporta des idées générales sur ce genre de commerce, et en 1831 M. Hy s'étant retiré des affaires, M. Gallay continue seul depuis cette époque.

Quant aux ustensiles pour la fonte des rouleaux, V. *Rouleaux* 16.

V

VERNIS. Il est fort utile d'avoir du vernis faible afin de l'employer de préférence à l'huile lorsqu'il s'agit d'en mêler à l'encre pour pouvoir donner aux grosses lettres d'affiche le ton noir qui généralement leur convient, et auquel on ne pourrait atteindre avec l'encre ordinaire, même la moins forte. On fabrique le vernis faible en lui donnant un degré de cuisson moins fort que celui qui convient au vernis fort. V. *Encre* 3.

VIGNETTES, V. *Assemblage de types* 2, *Filet d'ornement*, *Nom et adresse*.

VIRGULE : V. *Approche* 6 pour son approche, *Espacer* 17 pour son espacement, et *Ponctuation* 5 à 9 pour son application.

VISITE DE L'IMPRESSION. — 1. La visite du tirage sous presse faite à des heures irrégulières paraît être la plus efficace, mais le coup-d'œil serait mécaniquement en défaut si l'on n'y procédait en allant du gros caractère au petit. On enlève d'abord de dessus le banc la dernière feuille tirée ; la main gauche passe sous chaque page, sur laquelle les yeux s'arrêtent attentivement dans tout l'intérieur, puis autour, pour découvrir les faiblesses, les petites ordures, les lettres cassées, enlevées, tous défauts accidentels qui d'ordinaire sont bien plus fréquents qu'on ne pense ; pour s'assurer aussi soit de la marge, soit du registre ; si une décharge n'est pas trop ancienne ; enfin, la feuille vue étant remplacée, on allonge hardiment le bras, supposé d'abord le gauche, dans toute l'étendue du pli du dos ; de la main restée libre on soulève successivement et l'on porte sur ce bras, par mains, demi-mains, ou même moins, le papier tiré, jusqu'à concurrence de la quantité qu'on juge à propos, en parcourant plus ou moins attentivement chaque partie restée à découvert par le soulèvement partiel ; puis on en fait autant à gauche par la même manière : ainsi on s'est assuré si l'impression est satisfaisante. C'était la manière de feu M. Stoupe. Lorsqu'on réfléchit que les ouvriers sujets aux *distractions* fréquentes vont jusqu'à disséminer une à une, dans le nombre tiré, une ou plusieurs mains d'un tirage plus ou moins entaché de leurs fautes d'inattention, et que cette répartition répréhensible met souvent en défaut dans une visite légère et accélérée, on reste convaincu que les précautions indiquées ci-dessus sont utiles sinon nécessaires.

2. Il faut aussi visiter de temps en temps l'assemblage, car c'est là surtout qu'on peut bien juger l'harmonie dans la couleur, si l'encre jaunit, si la décharge a maculé, si le registre est bon, s'il y a du papier piqué, etc. ; et la conviction qu'a l'ouvrier de la réalité de cette visite postérieure exerce une influence salutaire sur sa surveillance habituelle.

VISORIUM. (Voy. Pl. IV, fig. 22, 23, 24.) Une légère entaille pratiquée sur le montant qui partage en deux parties égales le bas-de-casse, ou une languette de ferblanc ou de laiton fixée sur ce montant, remplace généralement aujourd'hui le visorium, sans que pour cela les bourdons ne soient ni plus ni moins fréquents.

LOIS ET ORDONNANCES SUR LA PRESSE.

ARRÊT du conseil-d'état du roi, portant règlement pour la librairie et imprimerie de Paris (1).

Du 28 février 1823.

TITRE II. — *Des Imprimeurs et Libraires en général.*

Art. 4 (2). Défenses sont faites à toutes personnes de quelque qualité et condition qu'elles soient, autres que les libraires et imprimeurs, de faire le commerce de livres, en vendre et débiter aucuns, les faire afficher, pour les vendre en leurs noms, soit qu'ils s'en disent les auteurs ou autrement; tenir boutique ou magasin de livres; acheter pour revendre en gros et en détail, en chambre et autres lieux, même sous prétexte de les vendre à l'encan, aucuns livres en blanc ou re-

(1) Un arrêt du conseil-d'état du roi, du 24 mars 1744, a rendu ce règlement exécutoire pour tout le royaume.

(2) Cet article est toujours en vigueur : il n'a été abrogé par aucune disposition expresse de loi; il avait seulement cessé, sous l'empire de la loi du 17 mars 1791, de pouvoir être exécuté dans ses dispositions prohibitives et pénales, à cause de l'inconciliabilité de ses dispositions avec celles de ladite loi de 1791, qui avait proclamé le libre exercice de toute profession; mais ces dernières se trouvant abolies par la loi du 21 octobre 1814, le règlement du 28 février 1723 doit recevoir son exécution. (Arrêts de la cour de cassation des 4 et 24 octobre 1822, 22 janv. et 19 mars 1824.)

Cet article est également applicable à un individu qui, sans avoir obtenu de brevet de libraire, a ouvert une boutique de librairie, même temporairement, en se qualifiant de commis-voyageur ou de mandataire d'un libraire breveté. Le brevet accordé à un imprimeur ou à un libraire est personnel. (Arrêt de la cour de cassation du 15 mai 1823.)

liés, gros ou petits, neufs ou fripés, même de vieux papiers qu'on appelle à la rame et vieux parchemins, à peine de 500 livres d'amende, de confiscation et de punition exemplaire. Défend aussi, S. M., aux imprimeurs et aux afficheurs, d'imprimer et de poser aucunes affiches portant indication de la vente des livres ailleurs que chez les libraires et les imprimeurs, sous pareilles peines, comme aussi aux auteurs et à toutes personnes autres que lesdits imprimeurs, d'avoir et tenir, en quelque lieu que ce soit, et sous quelque titre et prétexte que ce puisse être, aucunes presses, caractères et ustensiles d'imprimerie, à peine de punition exemplaire, de confiscation des presses et caractères, et de trois mille livres d'amende.

DÉCRET de la convention relatif aux droits de propriété des auteurs d'écrits en tout genre, des compositeurs de musique, des peintres et des dessinateurs.

Du 19 juillet 1793.

La Convention nationale, après avoir entendu son comité d'instruction publique, décrète ce qui suit :

Art. 1er. Les auteurs d'écrits en tout genre, les compositeurs de musique, les peintres et les dessinateurs qui feront graver des tableaux ou dessins, jouiront, durant leur vie entière. du droit exclusif de vendre, faire vendre, distribuer leurs ouvrages dans le territoire de la république, et d'en céder la propriété en tout ou en partie (1).

---

(1) Les auteurs qui lisent leurs ouvrages en public ne renoncent pas par-là au droit de propriété. Ces ouvrages ne peuvent en conséquence être imprimés sans la permission des auteurs qui les ont lus. (Arrêt de la cour de Paris du 12 ventose an 9.)

L'édition faite en France, sans la permission de l'auteur, d'un ouvrage publié en pays étranger par un auteur étranger, n'est pas une contrefaçon. (Arrêt de la cour de cassat. du 17 nivose an 13.)

Il n'y a pas lieu d'invoquer le même principe si, après une première publication faite dans l'étranger, l'auteur publie de nouveau son ouvrage en France, en remplissant les formalités prescrites pour assurer sa propriété. Toute réimpression postérieure est une contrefaçon. (Arrêt de la cour de cassat. du 30 janv. 1818.)

Les auteurs étrangers ou leurs cessionnaires qui publient en

Art. 2. Leurs héritiers ou cessionnaires jouiront du même droit durant l'espace de dix ans après la mort des auteurs (1).

Art. 3. Les officiers de paix seront tenus de faire confisquer à la réquisition et au profit des auteurs, compositeurs, peintres, dessinateurs et autres, leurs héritiers ou cessionnaires, tous les exemplaires des éditions imprimées ou gravées sans la permission formelle et par écrit des auteurs (2).

France des ouvrages, peuvent, s'ils se sont conformés à cette loi, poursuivre les contrefacteurs devant les tribunaux français. (Arrêt de la cour de cassat. du 23 mars 1810.)

Cette loi ne peut être invoquée par celui qui, au lieu d'inventer, n'a fait que copier l'ouvrage d'autrui, encore qu'il ait rempli les formalités prescrites. (Arrêt de la cour de cassation du 5 brumaire an 13.)

Il y a contrefaçon de la part de ceux qui s'emparent de recueils ou de compilations qui ne sont pas de simples copies, et ont exigé dans leur exécution le discernement du goût, le choix de la science, le travail de l'esprit. (Arrêt de la cour de cassat. du 2 déc. 1814.)

Celui qui prend dans un livre publié un certain nombre de morceaux pour les fondre dans un ouvrage nouveau, ne commet pas le délit de contrefaçon, lorsque d'ailleurs l'ouvrage qu'il publie diffère essentiellement du premier par son titre, son format, sa composition et son objet. (Arrêt de la cour de cassation du 20 février 1820.)

Il y a contrefaçon lorsque, sans la permission de l'auteur ou de son cessionnaire, un ouvrage est imprimé sous le même titre que l'édition originale, quoiqu'on ait ajouté à ce titre les mots *nouvelle édition, augmentée;* que dans le fait cette édition contienne des additions et changements à l'ouvrage contrefait, et qu'elle soit annoncée comme faite à une autre époque, comme sortie d'une autre imprimerie, et mise en vente chez un autre libraire. (Arrêt de la cour de cassat. du 28 floréal an 12.)

(1) Cet article n'a disposé que pour ceux qui se rendraient cessionnaires à l'avenir. Les droits de ceux qui ont acquis des propriétés littéraires avant la loi du 19 juillet 1793, sont régis par les lois existantes à l'époque de la cession. (Arrêts de la cour de cassat. des 27 prairial an 11 et 16 brumaire an 14.)

Celui à qui un auteur a cédé le droit de faire une édition de son ouvrage, peut poursuivre comme partie civile les contrefacteurs. (Arrêt de la cour de cassat. du 7 prairial an 11.)

Le ministère public peut poursuivre seul et d'office. (Même arrêt.)

(2) Les commissaires de police ou les juges de paix ont seuls

Art. 4. Tout contrefacteur sera tenu de payer au véritable propriétaire une somme équivalente au prix de trois mille exemplaires de l'édition originale.

Art. 5. Tout débitant d'édition contrefaite, s'il n'est pas reconnu contrefacteur, sera tenu de payer au véritable propriétaire une somme équivalente au prix de cinq cents exemplaires de l'édition originale.

Art. 6. Tout citoyen qui mettra au jour un ouvrage, soit de littérature ou de gravure, dans quelque genre que ce soit, sera obligé d'en déposer deux exemplaires à la Bibliothèque nationale, ou au cabinet des estampes de la République, dont il recevra un reçu signé par le bibliothécaire; faute de quoi il ne pourra être admis en justice pour la poursuite des contrefacteurs.

Art. 7. Les héritiers de l'auteur d'un ouvrage de littérature ou de gravure, ou de toute autre production de l'esprit ou du génie qui appartient aux beaux-arts, en auront la propriété exclusive pendant dix années.

DÉCRET concernant les droits des propriétaires d'ouvrages posthumes.

1er germinal an 13 (22 mars 1805).

Napoléon, etc., sur le rapport du ministre de l'intérieur,

Vu les lois sur les propriétés littéraires;

Considérant qu'elles déclarent propriétés publiques, les ouvrages des auteurs morts depuis plus de dix ans;

Que les dépositaires, acquéreurs, héritiers ou propriétaires des ouvrages posthumes d'auteurs morts depuis plus de dix ans, hésitent à publier ces ouvrages, dans la crainte de s'en voir contester la propriété exclusive, et dans l'incertitude de la durée de cette propriété;

Que l'ouvrage inédit est comme l'ouvrage qui n'existe pas, et que celui qui le publie a le droit de l'auteur décédé, et doit en jouir pendant sa vie;

Que cependant s'il réimprimait en même temps et dans une seule édition avec les œuvres posthumes les ou-

---

droit actuellement de dresser les procès-verbaux de saisie d'ouvrages contrefaits. (Arrêt de la cour de cassat. du 9 messidor an 13.)

vrages déjà publiés du même auteur, il en résulterait en sa faveur une espèce de privilége pour la vente d'ouvrages devenus propriété publique;

Le conseil d'état entendu, décrète:

Art. 1er. Les propriétaires par succession ou à autre titre, d'un ouvrage posthume, ont les mêmes droits que l'auteur, et les dispositions des lois sur la propriété exclusive des auteurs et sur sa durée, leur sont applicables; toutefois à la charge d'imprimer séparément les œuvres posthumes, et sans les joindre à une nouvelle édition des ouvrages déjà publiés et devenus propriété publique.

Art. 2. Le grand-juge, ministre de la justice, et les ministres de l'intérieur et de la police générale, sont chargés, chacun en ce qui le concerne, de l'exécution du présent décret (1).

DÉCRET concernant l'impression des livres d'église, des heures et des prières.

Du 7 germinal an 13 (28 mars 1805).

Napoléon, etc., sur le rapport du ministre des cultes, décrète:

Art. 1er. Les livres d'église, les heures et prières ne pourront être imprimés ou réimprimés que d'après la permission donnée par les évêques diocésains, laquelle permission sera textuellement rapportée et imprimée en tête de chaque exemplaire (2).

---

(1) Il résulte des dispositions de cette loi que les œuvres complètes d'un auteur ne peuvent être publiées en une seule édition par son héritier, et que celui-ci doit prendre soin de faire paraître séparément les ouvrages déjà publiés et ceux qui ne l'ont pas encore été, sous peine de voir tomber les derniers dans le domaine public à l'expiration de la dixième année après la mort de l'auteur.

(2) Les évêques sont propriétaires de leurs instructions pastorales; on commet une contrefaçon en les imprimant sans leur autorisation. (Arrêt de la cour de cassat. du 26 thermidor an 12.)

Les évêques ne peuvent en vertu de ce décret accorder un privilège exclusif pour l'impression ou la réimpression des ouvrages qui y sont désignés.

La connaissance des contestations élevées à ce sujet appartient aux tribunaux, et non à l'autorité administrative. (Décret rendu sur l'avis du conseil-d'état du 17 juin 1809.)

Art. 2. Les imprimeurs, libraires, qui feraient imprimer, réimprimer des livres d'église, des heures ou prières, sans avoir obtenu cette permission, seront poursuivis conformément à la loi du 19 juillet 1793 (1).

Art. 3. Le grand-juge, ministre de la justice, et les ministres de la police générale et des cultes, sont chargés, chacun en ce qui le concerne, de l'exécution du présent décret.

DÉCRET sur le règlement de l'imprimerie et de la librairie.

Du 5 février 1810.

Napoléon, etc. Notre conseil-d'état entendu, nous avons décrété et décrétons ce qui suit :

TITRE PREMIER.

. . . .

TITRE II.

Art. 3. A dater du 1er janvier 1811, le nombre des imprimeurs dans chaque département sera fixé, et celui des imprimeurs à Paris sera réduit à soixante (2).

Art. 4. La réduction dans le nombre des imprimeurs ne pourra être effectuée sans qu'on ait préalablement pourvu à ce que les imprimeurs actuels qui seront supprimés reçoivent une indemnité de ceux qui seront conservés.

Art. 5. Les imprimeurs seront brevetés et assermentés.

Art. 6. Ils seront tenus d'avoir, à Paris quatre presses, et dans les départements deux.

Art. 7. Lorsqu'il viendra à vaquer des places d'imprimeurs, soit par décès, soit autrement, ceux qui leur succéderont ne pourront recevoir leurs brevets et être admis au serment qu'après avoir justifié de leur capacité, de leurs bonne vie et mœurs, et de leur attachement à la patrie et au souverain.

Art. 8. On aura, lors des remplacements, des égards particuliers pour les familles des imprimeurs décédés.

---

(1) Voyez articles 4 et 5.

(2) Un décret du 11 février 1811 a augmenté de vingt le nombre des imprimeurs à Paris.

Art. 9. Le brevet d'imprimeur sera délivré par notre directeur général de l'imprimerie et soumis à l'approbation de notre ministre de l'intérieur; il sera enregistré au tribunal civil du lieu de la résidence de l'impétrant, qui y prêtera serment de ne rien imprimer de contraire aux devoirs envers le souverain et à l'intérêt de l'état.

. . . .

TITRE III.

De la police de l'imprimerie.

Art. 11. Chaque imprimeur sera tenu d'avoir un livre coté et paraphé par le préfet du département, où il inscrira, par ordre de date, le titre de chaque ouvrage qu'il voudra imprimer, et le nom de l'auteur, s'il lui est connu. Ce livre sera représenté à toute réquisition et visé, s'il est jugé convenable, par tout officier de police.

Art. 12. L'imprimeur remettra ou adressera sur-le-champ au directeur général de l'imprimerie et de la librairie, et en outre aux préfets, copie de la transcription faite sur son livre et la déclaration qu'il a l'intention d'imprimer l'ouvrage : il lui en sera donné récépissé.

Les préfets donneront connaissance de chacune de ces déclarations à notre ministre de la police générale.

. . . .

TITRE IV.

Des libraires.

Art. 29. A dater du 1er janvier 1811, les libraires seront brevetés et assermentés.

Art. 30. Les brevets de libraire seront délivrés par notre directeur général de l'imprimerie, et soumis à l'approbation de notre ministre de l'intérieur; ils seront enregistrés au tribunal civil du lieu de la résidence de l'impétrant, qui y prêtera serment de ne vendre, débiter et distribuer aucun ouvrage contraire aux devoirs envers le souverain et envers l'état.

Art. 31. La profession de libraire pourra être exercée avec celle d'imprimeur.

Art. 32. L'imprimeur qui voudra réunir la profession de libraire, sera tenu de remplir les formalités qui sont imposées aux libraires.

Le libraire qui voudra réunir la profession d'imprimeur, sera tenu de remplir les formalités qui sont imposées aux imprimeurs.

Art. 33. Les brevets ne pourront être accordés aux libraires qui voudront s'établir à l'avenir, qu'après qu'ils auront justifié de leurs bonne vie et mœurs, et de leur attachement à la patrie et au souverain.

TITRE V.

Des livres imprimés à l'étranger.

Art. 34. Aucun livre en langue française, imprimé à l'étranger, ne pourra entrer en France sans payer un droit d'entrée.

Art. 35. Ce droit ne pourra être au-dessous de cinquante pour cent de la valeur de l'ouvrage.

Le tarif en sera rédigé par le directeur général de la librairie, et délibéré en notre conseil d'état sur le rapport de notre ministre de l'intérieur.

Art. 36. Indépendamment des dispositions de l'article 34, aucun livre imprimé ou réimprimé hors de France, ne pourra être introduit en France sans une permission du directeur général de la librairie, annonçant le bureau des douanes par lequel il entrera.

Art. 37. En conséquence, tout ballot de livres venant de l'étranger, sera mis, par le préposé des douanes, sous corde et sous plomb, et envoyé à la préfecture la plus voisine.

. . . .

TITRE VI.

De la propriété et de sa garantie.

Art. 39. Le droit de propriété est garanti à l'auteur et à sa veuve pendant leur vie, si les conventions matrimoniales de celle-ci lui en donnent le droit, et à leurs enfants pendant vingt ans (1).

(1) La disposition de cet article ne doit point être appliquée aux *enfants* limitativement, mais en général aux héritiers appelés suivant l'ordre légal des successions. L'intention des législateurs n'a pas été d'enlever aux *héritiers* le droit de propriété qui leur était accordé par l'art. 8 de la loi du 19 juillet 1793, mais au contraire de l'éten-

Art. 40. Les auteurs, soit nationaux, soit étrangers, de tout ouvrage imprimé ou gravé, peuvent céder leur droit à un imprimeur ou libraire, ou à toute autre personne qui est alors substituée en leur lieu et place pour eux et leurs ayant-cause, comme il est dit à l'article précédent (1).

TITRE VII.

Sect. I. — *Des Délits en matière de Librairie, et du mode de les punir et de les constater.*

Art. 41. Il y aura lieu à confiscation et à amende au profit de l'état, dans les cas suivants, sans préjudice des dispositions du Code pénal :

1° Si l'ouvrage est sans nom d'auteur ou d'imprimeur ;

2° Si l'auteur ou l'imprimeur n'a pas fait, avant l'impression de l'ouvrage, l'enregistrement et la déclaration, prescrits aux art. 11 et 12 ;

6° Si, étant imprimé à l'étranger, il est présenté à l'entrée sans permission, ou circule sans être estampillé ;

7° Si c'est une contrefaçon, c'est-à-dire si c'est un ouvrage imprimé sans le consentement et au préju-

---

dre et d'en prolonger la durée. C'est d'ailleurs ce qui résulte formellement des discussions qui ont eu lieu au conseil-d'état sur ce décret, et que M. Locré a publiées en 1819.

Depuis que cette note est écrite, un jugement du tribunal de première instance du département de la Seine, en date du 4 mai 1822, dans l'affaire de la dame veuve Agasse contre le sieur Verdière, relativement au *Cours de Littérature* de Laharpe, a décidé au contraire que cet article s'appliquait aux *enfants* seulement, et excluait les *héritiers collatéraux*, dont les droits demeuraient régis par la loi de 1793, que le décret de 1810 n'a point abrogée.

En admettant ce principe, les ascendants devraient également être exclus.

(1) Le bénéfice de la prorogation de dix ans établie par l'article précédent, ne peut être invoqué par ceux qui se sont rendus cessionnaires sous l'empire de la loi du 19 juillet 1793 ; leurs droits sont réglés par cette loi. (Ordonnance de la chambre du conseil du tribunal de la Seine, du 28 juin 1819, qui par ces motifs a déclaré n'y avoir lieu à suivre sur la plainte en contrefaçon des Œuvres de M. Anquetil, formée par le sieur Garnery, son cessionnaire.) Voy. la note sur l'art. 2 de la loi du 19 juillet 1793.

dice de l'auteur ou éditeur, ou de leur ayant-cause.

Art. 42. Dans ce dernier cas il y aura lieu, en outre, à des dommages-intérêts envers l'auteur ou éditeur, ou leur ayant-cause; et l'édition ou les exemplaires contrefaits seront confisqués à leur profit.

Art. 43. Les peines seront prononcées et les dommages-intérêts seront arbitrés par le tribunal correctionnel ou criminel, selon les cas et d'après les lois.

Art. 44. Le produit des confiscations et des amendes sera appliqué, ainsi que le produit du droit sur les livres venant de l'étranger, aux dépenses de la direction générale de l'imprimerie et de la librairie.

SECT. II. — *Du mode de constater les Délits et Contraventions.*

Art. 45. Les délits et contraventions seront constatés par les inspecteurs de l'imprimerie et de la librairie, les officiers de police, et, en outre, par les préposés aux douanes pour les livres venant de l'étranger.

Chacun dressera procès-verbal de la nature du délit et contravention, des circonstances et dépendances, et le remettra au préfet de son arrondissement, pour être adressé au directeur général.

Art. 46. Les objets saisis seront déposés provisoirement au secrétariat de la mairie, ou commissariat général de la sous-préfecture ou de la préfecture la plus voisine du lieu où le délit ou la contravention sont constatés, sauf l'envoi ultérieur à qui de droit.

Art. 47. Nos procureurs généraux et nos procureurs du Roi seront tenus de poursuivre d'office, dans tous les cas prévus à la section précédente, sur la simple remise qui leur sera faite d'une copie des procès-verbaux dûment affirmés.

TITRE VIII.

Dispositions diverses.

Art. 48. Chaque imprimeur sera tenu de déposer à la préfecture de son département, et, à Paris, à la préfecture de police, cinq exemplaires de chaque ouvrage, savoir :

Un pour la Bibliothèque royale, un pour le ministre de l'intérieur, un pour la bibliothèque de notre conseil-d'état, un pour le directeur général de la librairie (1).

Art. 49. Il sera statué par des règlements particuliers, comme il est dit à l'art. 3, sur ce qui concerne :

1° Les imprimeurs et libraires, leur réception et leur police;

2° Les libraires étaleurs, lesquels ne sont pas compris dans les dispositions ci-dessus ;

3° Les fondeurs de caractères ;

4° Les graveurs ;

5° Les relieurs et ceux qui travaillent dans toutes les autres parties de l'art ou du commerce de l'imprimerie et de la librairie.

Art. 50. Ces règlements seront proposés et arrêtés au conseil-d'état, sur la proposition du directeur général de la librairie, et le rapport de notre ministre de l'intérieur.

Art. 51. Nos ministres sont chargés, chacun en ce qui le concerne, de l'exécution de notre présent décret, qui sera inséré au *Bulletin des Lois*.

LOI relative à la liberté de la presse.

Du 21 octobre 1814.

TITRE II.—*De la Police de la Presse.*

Art. 11. Nul ne sera imprimeur ni libraire s'il n'est breveté par le Roi et assermenté.

Art. 12. Le brevet pourra être retiré à tout imprimeur ou libraire qui aura eté convaincu, par un jugement, de contravention aux lois et règlements.

Art. 13. Les imprimeries clandestines seront détruites, et les possesseurs et dépositaires punis d'une amende de 10,000 francs et d'un emprisonnement de six mois.

Sera réputée *clandestine* toute imprimerie non déclarée à la direction générale de la librairie, et pour laquelle il n'aura pas été obtenu de permission.

Art. 14. Nul imprimeur ne pourra imprimer un écrit, avant d'avoir déclaré qu'il se propose de l'imprimer, ni

(1) Voyez ci-après l'ordonnance du roi du 24 octobre 1814, article 4, et la loi du 21 du même mois, article 14.

le mettre en vente ou le publier, de quelque manière que ce soit, avant d'avoir déposé le nombre prescrit d'exemplaires, savoir : à Paris, au secrétariat de la direction générale, et dans les départements, au secrétariat de la préfecture.

Art. 15. Il y a lieu à saisie et séquestre d'un ouvrage :

1o Si l'imprimeur ne représente pas les récépissés de la déclaration et du dépôt ordonnés en l'article précédent ;

2o Si chaque exemplaire ne porte pas le vrai nom et la vraie demeure de l'imprimeur ;

3o Si l'ouvrage est déféré aux tribunaux pour son contenu.

Art. 16. Le défaut de déclaration avant l'impression, et le défaut de dépôt avant la publication, constatés comme il est dit en l'article précédent, seront punis chacun d'une amende de 1,000 francs pour la première fois, et de 2,000 francs pour la seconde.

Art. 17. Le défaut d'indication, de la part de l'imprimeur, de son nom et de sa demeure, sera puni d'une amende de 3,000 francs. L'indication d'un faux nom et d'une fausse demeure est punie d'une amende de 6,000 francs, sans préjudice de l'emprisonnement prononcé par le Code pénal.

Art. 18. Les exemplaires saisis pour simple contravention à la présente loi, seront restitués après le paiement des amendes.

Art. 19. Tout libraire chez qui il sera trouvé, ou qui sera convaincu d'avoir mis en vente ou distribué un ouvrage sans nom d'imprimeur, sera condamné à une amende de 2,000 francs, à moins qu'il ne prouve qu'il ait été imprimé avant la promulgation de la présente loi. L'amende sera réduite à 1,000 francs si le libraire fait connaître l'imprimeur.

Art. 20. Les contraventions seront constatées par procès-verbaux des inspecteurs de la librairie et des commissaires de police.

Art. 21. Le ministère public poursuivra d'office les contrevenants par-devant les tribunaux de police correctionnelle, sur la dénonciation du directeur général de la librairie, et la remise d'une copie des procès-verbaux.

ORDONNANCE DU ROI concernant des mesures relatives à l'impression, au dépôt et à la publication des ouvrages.

Au château des Tuileries, le 24 octobre 1814.

Louis, par la grâce de Dieu, etc,

Sur le rapport de notre amé et féal chevalier le chancelier de France ;

Notre conseil - d'état entendu, nous avons ordonné et ordonnons ce qui suit :

Art. 1er. Les brevets d'imprimeur et de libraire, délivrés jusqu'à ce jour, sont confirmés ; les conditions auxquelles il en sera délivré à l'avenir, seront déterminées par un nouveau réglement (1).

Art. 2. Chaque imprimeur sera tenu, conformément aux réglements, d'avoir un livre coté et paraphé par le maire de la ville où il réside, où il inscrira, par ordre de dates et avec une série de numéros, le titre littéral de tous les ouvrages qu'il se propose d'imprimer, le nombre des feuilles, des volumes et des exemplaires, et le format de l'édition. Ce livre sera représenté, à toute réquisition, aux inspecteurs de la librairie et aux commissaires de police, et visé par eux s'ils le jugent convenable.

La déclaration prescrite par l'article 14 de la loi du 21 octobre 1814, sera conforme à l'inscription portée au livre.

Art. 3. Les dispositions dudit article s'appliquent aux estampes et aux planches gravées accompagnées d'un texte.

Art. 4. Le nombre d'exemplaires qui doivent être déposés, ainsi qu'il est dit au même article, reste fixé à cinq, lesquels seront répartis ainsi qu'il suit : un pour notre Bibliothèque, un pour notre amé et féal chevalier le chancelier de France, un pour notre ministre secrétaire d'état au département de l'intérieur, un pour le directeur général de la librairie, et le cinquième pour le censeur qui aura été ou qui sera chargé d'examiner l'ouvrage (2). . . . .

(1) Ce règlement n'a point été fait.

(2) Depuis la suppression de la censure cet exemplaire ne doit plus être déposé.

Art. 7. En exécution de l'article 20 de la même loi, les commissaires de police rechercheront et constateront d'office toutes les contraventions ; et ils seront tenus aussi de déférer à toutes les réquisitions qui leur seront adressées à cet effet par les préfets, sous-préfets et maires, et par les inspecteurs de la librairie. Ils enverront dans les vingt-quatre heures tous les procès-verbaux qu'ils auront dressés, à Paris, au directeur général de la librairie ; et dans les départements, aux préfets, qui les feront passer sur-le-champ au directeur général, seul chargé par l'article 21 de dénoncer les contrevenants aux tribunaux.

Art. 8. Le nombre d'épreuves des estampes et planches gravées, sans texte, qui doivent être déposées pour notre Bibliothèque, reste fixé à deux, dont une avant la lettre ou en couleur, s'il en a été tiré ou imprimé de cette espèce.

Il sera déposé en outre trois épreuves, dont une pour notre amé et féal chevalier le chancelier de France, une pour notre ministre secrétaire d'état au département de l'intérieur, et la troisième pour le directeur général de la librairie.

Art. 9. Le dépôt ordonné en l'article précédent sera fait, à Paris, au secrétariat de la direction générale ; et dans les départements, au secrétariat de la préfecture. Le récépissé détaillé, qui en sera délivré à l'auteur, formera son titre de propriété, conformément aux dispositions de la loi du 19 juillet 1793.

Art. 10. Toute estampe ou planche gravée, publiée ou mise en vente avant le dépôt de cinq épreuves, constaté par le récépissé, sera saisie par les inspecteurs de la librairie et les commissaires de police, qui en dresseront procès-verbal.

Art. 11. Il est défendu de publier aucune estampe et gravure diffamatoire ou contraire aux bonnes mœurs, sous les peines prononcées par le Code pénal.

Art. 12. Conformément aux dispositions de l'article 12 de l'arrêt du conseil du 16 avril 1785, et à l'article 3 du décret du 14 octobre 1811, il est défendu à tous les auteurs et éditeurs de journaux, affiches et feuilles périodiques, tant à Paris que dans les départements, sous peine de déchéance de l'autorisation qu'ils auraient obtenue, d'annoncer aucun ouvrage imprimé ou gravé, si ce n'est après qu'il aura été annoncé par le journal de la librairie.

LOI sur la répression des crimes et délits commis par la voie de la presse ou par tout autre moyen de publication.

A Paris, le 17 mai 1819.

Louis, par la grâce de Dieu, etc.

CHAP. I. — *De la provocation publique aux crimes et délits.*

Article 1er. Quiconque, soit par des discours, des cris ou des menaces proférés dans des lieux ou réunions publics, soit par des écrits, des imprimés, des dessins, des gravures, des peintures ou emblèmes vendus ou distribués, mis en vente, ou exposés dans des lieux ou réunions publics, soit par des placards et affiches exposés aux regards du public, aura provoqué l'auteur ou les auteurs de toute action qualifiée crime ou délit, à la commettre, sera réputé complice et puni comme tel.

Art. 2. Quiconque aura, par l'un des moyens énoncés en l'article 1er, provoqué à commettre un ou plusieurs crimes, sans que ladite provocation ait été suivie d'aucun effet, sera puni d'un emprisonnement qui ne pourra être de moins de trois mois, ni excéder cinq années, et d'une amende qui ne pourra être au-dessous de 50 francs, ni excéder 6,000 francs.

Art. 3. Quiconque aura, par l'un des mêmes moyens, provoqué à commettre un ou plusieurs délits, sans que ladite provocation ait été suivie d'aucun effet, sera puni d'un emprisonnement de trois jours à deux années, et d'une amende de 30 francs à 4,000 francs, ou de l'une de ces deux peines seulement, selon les circonstances, sauf les cas dans lesquels la loi prononcerait une peine moins grave contre l'auteur même du délit, laquelle sera alors appliquée au provocateur.

Art. 4. Sera réputée provocation au crime, et punie des peines portées par l'art. 2, toute attaque formelle par l'un des moyens énoncés en l'art. 1er, soit contre l'inviolabilité de la personne du roi, soit contre l'ordre de successibilité au trône, soit contre l'autorité constitutionnelle du roi et des chambres.

Art. 5. Seront réputés provocation au délit et punis des peines portées par l'article 3 :

1° Tous cris séditieux publiquement proférés, autres que ceux qui rentreraient dans la disposition de l'article 4 ;

2° L'enlèvement ou la dégradation des signes publics de l'autorité royale, opérés par haine ou mépris de cette autorité ;

3° Le port public de tous signes extérieurs de ralliement non autorisés par le roi ou par des règlements de police ;

4° L'attaque formelle, par l'un des moyens énoncés en l'article 1er, des droits garantis par les articles 5 et 9 de la Charte constitutionnelle.

Art. 6. La provocation, par l'un des mêmes moyens, à la désobéissance aux lois, sera également punie des peines portées en l'article 3.

Art. 7. Il n'est point dérogé aux lois qui punissent la provocation et la complicité résultant de tous actes autres que les faits de publication prévus par la présente loi.

CHAP. II. — *Des outrages à la morale publique et religieuse, ou aux bonnes mœurs.*

Art. 8. Tout outrage à la morale publique et religieuse, ou aux bonnes mœurs, par l'un des moyens énoncés en l'article 1er, sera puni d'un emprisonnement d'un mois à un an, et d'une amende de 16 francs à 500 francs.

CHAP. III. — *Des offenses publiques envers la personne du roi.*

Art. 9. Quiconque, par l'un des moyens énoncés en l'article 1er de la présente loi, se sera rendu coupable d'offenses envers la personne du roi, sera puni d'un emprisonnement qui ne pourra être de moins de six mois, ni excéder cinq années, et d'une amende qui ne pourra être au-dessous de 500 francs, ni excéder 10,000 francs.

Le coupable pourra, en outre, être interdit de tout ou partie des droits mentionnés en l'article 42 du Code pénal, pendant un temps égal à celui de l'emprisonnement auquel il aura été condamné; ce temps courra à compter du jour où le coupable aura subi sa peine.

CHAP. IV. — *Des offenses publiques envers les membres de la famille royale, les chambres, les souverains et les chefs des gouvernements étrangers.*

Art. 10. L'offense, par l'un des moyens énoncés en l'article 1er, envers les membres de la famille royale, sera punie d'un emprisonnement d'un mois à trois ans, et d'une amende de 100 francs à 5,000 francs.

Art. 11. L'offense, par l'un des mêmes moyens, envers les chambres ou l'une d'elles, sera punie d'un emprisonnement d'un mois à trois ans, et d'une amende de 100 francs à 5,000 francs.

Art. 12. L'offense, par l'un des mêmes moyens, envers la personne des souverains ou envers celles des chefs des gouvernements étrangers, sera punie d'un emprisonnement d'un mois à trois ans, et d'une amende de 100 francs à 5,000 francs.

CHAP. V. — *De la diffamation et de l'injure publiques.*

Art. 13. Toute allégation ou imputation d'un fait qui porte atteinte à l'honneur ou à la considération de la personne ou du corps auquel le fait est imputé, est une diffamation.

Toute expression outrageante, terme de mépris ou invective, qui ne renferme l'imputation d'aucun fait, est une injure.

Art. 14. La diffamation et l'injure, commises par l'un des moyens énoncés en l'article 1er de la présente loi, seront punies d'après les dispositions suivantes.

Art. 15. La diffamation ou l'injure envers les cours, tribunaux ou autres corps constitués, sera punie d'un emprisonnement de quinze jours à deux ans, et d'une amende de 50 francs à 4,000 francs.

Art. 16. La diffamation envers tout dépositaire ou agent de l'autorité publique, pour des faits relatifs à ses fonctions, sera punie d'un emprisonnement de huit jours à dix-huit mois, et d'une amende de 50 francs à 3,000 francs.

L'emprisonnement et l'amende pourront, dans ce cas, être infligés cumulativement ou séparément, selon les circonstances.

Art. 17. La diffamation envers les ambassadeurs, ministres plénipotentiaires, envoyés, chargés d'affaires ou autres agens diplomatiques accrédités près du roi, sera punie d'un emprisonnement de huit jours à dix-huit mois, et d'une amende de 50 francs à 3,000 francs, ou de l'une de ces deux peines seulement, selon les circonstances.

Art. 18. La diffamation envers les particuliers sera punie d'un emprisonnement de cinq jours à un, et d'une amende de 25 francs à 2,000 francs, ou de l'une de ces deux peines seulement, selon les circonstances.

Art. 19. L'injure contre les personnes désignées par les articles 16 et 17 de la présente loi, sera punie d'un emprisonnement de cinq jours à un an, et d'une amende de 25 francs à 2,000 francs, ou de l'une de ces deux peines seulement, selon les circonstances.

L'injure contre les particuliers sera punie d'une amende de 16 à 500 francs.

Art. 20. Néanmoins, l'injure qui ne renfermerait pas l'imputation d'un vice déterminé, ou qui ne serait pas publique, continuera d'être punie des peines de simple police.

CHAP. VI. — *Dispositions générales.*

Art. 21. Ne donneront ouverture à aucune action les discours tenus dans le sein de l'une des deux chambres, ainsi que les rapports ou toutes autres pièces imprimés par ordre de l'une des deux chambres.

Art. 22. Ne donnera lieu à aucune action, le compte fidèle des séances publiques de la chambre des députés, rendu de bonne foi dans les journaux (1).

(1) Voy. ci-après la loi du 25 mars 1822, art. 7.

Art. 23. Ne donneront lieu à aucune action en diffamation ou injure, les discours prononcés ou les écrits produits devant les tribunaux; pourront, néanmoins, les juges saisis de la cause, en statuant sur le fond, prononcer la suppression des écrits injurieux ou diffamatoires, et condamner qui il appartiendra en des dommages-intérêts.

Les juges pourront aussi, dans le même cas, faire des injonctions aux avocats et officiers ministériels, ou même les suspendre de leurs fonctions.

La durée de cette suspension ne pourra excéder six mois; en cas de récidive, elle sera d'un an au moins, et de cinq ans au plus.

Pourront, toutefois, les faits diffamatoires étrangers à la cause, donner ouverture soit à l'action publique, soit à l'action civile des parties, lorsqu'elle leur aura été réservée par les tribunaux, et, dans tous les cas, à l'action civile des tiers.

Art. 24. Les imprimeurs d'écrits dont les auteurs seraient mis en jugement en vertu de la présente loi, et qui auraient rempli les obligations prescrites par le titre 2 de la loi du 21 octobre 1814, ne pourront être recherchés pour le simple fait d'impression de ces écrits, à moins qu'ils n'aient agi sciemment, ainsi qu'il est dit à l'article 60 du Code pénal, qui définit la complicité.

Art. 25. En cas de récidive des crimes et délits prévus par la présente loi, il pourra y avoir lieu à l'aggravation des peines prononcées par le chapitre IV, livre 1er du Code pénal.

Art. 26. Les articles 102, 217, 367, 368, 369, 370, 371, 372, 374, 375, 377 du Code pénal, et la loi du 9 novembre 1815, sont abrogés.

Toutes les autres dispositions du Code pénal, auxquelles il n'est pas dérogé par la présente loi, continueront d'être exécutées.

LOI relative à la répression et à la poursuite des délits commis par la voie de la presse ou par tout autre moyen de publication.

Du 25 mars 1822.

Louis, par la grâce de Dieu, etc.

TITRE I. — *De la répression.*

Art. 1er. Quiconque, par l'un des moyens énoncés en l'art. 1er de la loi du 17 mai 1819, aura outragé ou tourné en dérision la religion de l'état, sera puni d'un emprisonnement de trois mois à cinq ans, et d'une amende de 300 fr. à 6,000 fr.

Les mêmes peines seront prononcées contre quiconque aura outragé ou tourné en dérision toute autre religion dont l'établissement est légalement reconnu en France.

Art. 2. Toute attaque, par l'un des mêmes moyens, contre la dignité royale, l'ordre de successibilité au trône, les droits que le roi tient de sa naissance, ceux en vertu desquels il a donné la Charte, son autorité constitutionnelle, l'inviolabilité de sa personne, les droits ou l'autorité des chambres, sera punie d'un emprisonnement de trois mois à cinq ans, et d'une amende de 300 fr. à 6,000 fr.

Art. 3. L'attaque, par l'un de ces moyens, des droits garantis par les art. 5 et 9 de la Charte constitutionnelle, sera punie d'un emprisonnement d'un mois à trois ans, et d'une amende de 100 fr. à 4,000 fr. (1).

Art. 4. Quiconque, par l'un des mêmes moyens, aura excité à la haine ou au mépris du gouvernement du roi, sera puni d'un emprisonnement d'un mois à quatre ans, et d'une amende de 150 fr. à 5,000 fr.

La présente disposition ne peut pas porter atteinte

---

(1) Art. 5 de la Charte. — Chacun professe sa religion avec une égale liberté, et obtient pour son culte la même protection.

Art. 9. Toutes les propriétés sont inviolables, sans aucune exception de celles qu'on appelle *nationales*, la loi ne mettant aucune différence entre elles.

au droit de discussion et de censure des actes des ministres.

Art. 5. La diffamation ou l'injure, par l'un des mêmes moyens, envers les cours, tribunaux, corps constitués, autorités ou administrations publiques, sera punie d'un emprisonnement de quinze jours à deux ans, et d'une amende de 150 fr. à 5,000 fr.

Art. 6. L'outrage fait publiquement, d'une manière quelconque, à raison de leurs fonctions ou de leur qualité, soit à un ou plusieurs membres de l'une des deux chambres, soit à un fonctionnaire public, soit enfin à un ministre de la religion de l'état ou de l'une des religions dont l'établissement est légalement reconnu en France, sera puni d'un emprisonnement de quinze jours à deux ans, et d'une amende de 100 fr. à 4,000 fr.

Le même délit envers un juré, à raison de ses fonctions, ou envers un témoin, à raison de sa déposition, sera puni d'un emprisonnement de dix jours à un an, et d'une amende de 50 fr. à 3,000 fr.

L'outrage fait à un ministre de la religion de l'état, ou de l'une des religions légalement reconnues en France, dans l'exercice même de ses fonctions, sera puni des peines portées par l'art. 1er de la présente loi.

Si l'outrage, dans les différents cas prévus par le présent article, a été accompagné d'excès ou violences prévus par le premier paragraphe de l'article 228 du Code pénal, il sera puni des peines portées audit paragraphe et à l'art. 229, et, en outre, de l'amende portée au premier paragraphe du présent article.

Si l'outrage est accompagné des excès prévus par le deuxième paragraphe de l'art. 228 et par les art. 231, 232 et 233, le coupable sera puni conformément audit Code.

Art. 7. L'infidélité et la mauvaise foi dans le compte que rendent les journaux et écrits périodiques des séances des chambres et des audiences des cours et tribunaux, seront punies d'une amende de 1,000 fr. à 6,000 fr.

En cas de récidive, ou lorsque le compte rendu sera offensant pour l'une ou l'autre des chambres, ou pour l'un des pairs ou des députés, ou injurieux pour la cour, le tribunal, ou l'un des magistrats, des jurés ou des témoins, les éditeurs du journal seront en outre condamnés à un emprisonnement d'un mois à trois ans.

Dans les mêmes cas, il pourra être interdit, pour un temps limité ou pour toujours, aux propriétaires et éditeurs du journal ou écrit périodique condamné, de rendre compte des débats législatifs ou judiciaires. La violation de cette défense sera punie de peines doubles de celles portées au présent article.

Art. 8. Seront punis d'un emprisonnement de six jours à deux ans, et d'une amende de 16 fr. à 4,000 fr., tous cris séditieux publiquement proférés.

Art. 9. Seront punis d'un emprisonnement de quinze jours à deux ans, et d'une amende de 100 fr. à 4,000 fr.:

1° L'enlèvement ou la dégradation des signes publics de l'autorité royale, opérés en haine ou mépris de cette autorité;

2° Le port public de tous signes extérieurs de ralliement non autorisés par le roi ou par des règlements de police;

3° L'exposition dans les lieux ou réunions publics, la distribution ou la mise en vente de tous signes ou symboles destinés à propager l'esprit de rébellion ou à troubler la paix publique.

Art. 10. Quiconque, par l'un des moyens énoncés en l'art. 1er de la loi du 17 mai 1819, aura cherché à troubler la paix publique en excitant le mépris ou la haine des citoyens contre une ou plusieurs classes de personnes, sera puni des peines portées en l'article précédent.

Art. 11. Les propriétaires ou éditeurs de tout journal ou écrit périodique seront tenus d'y insérer, dans les trois jours de la réception, ou dans le plus prochain numéro, s'il n'en était pas publié avant l'expiration des trois jours, la réponse de toute personne nommée ou désignée dans le journal ou écrit périodique, sous peine d'une amende de 50 fr. à 500 fr., sans préjudice des autres peines et dommages-intérêts auxquels l'article incriminé pourrait donner lieu. Cette insertion sera gratuite, et la réponse pourra avoir le double de la longueur de l'article auquel elle sera faite.

Art. 12. Toute publication, vente ou mise en vente, exposition, distribution, sans l'autorisation préalable du gouvernement, de dessins gravés ou lithographiés, sera, pour ce seul fait, punie d'un emprisonnement de trois jours à six mois, et d'une amende de 10 fr. à 500 fr., sans préjudice des poursuites auxquelles pourrait donner lieu le sujet du dessin.

Art. 13. L'art. 10 de la loi du 9 juin 1819 est commun à toutes les dispositions du présent titre, en tant qu'elles s'appliquent aux propriétaires ou éditeurs d'un journal ou écrit périodique.

Art. 14. Dans le cas de délits correctionnels prévus par les premier, deuxième et quatrième paragraphes de l'art. 6, par l'art. 8, et par le premier paragraphe de l'art 9 de la présente loi, les tribunaux pourront appliquer, s'il y a lieu, l'art. 463 du Code pénal.

TITRE II. — *De la poursuite.*

Art. 15. Dans le cas d'offense envers les chambres ou l'une d'elles, par l'un des moyens énoncés en la loi du 17 mai 1819, la chambre offensée, sur la simple réclamation d'un de ses membres, pourra, si mieux elle n'aime autoriser les poursuites par la voie ordinaire, ordonner que le prévenu sera traduit à sa barre. Après qu'il aura été entendu ou dûment appelé, elle le condamnera, s'il y a lieu, aux peines portées par les lois. La décision sera exécutée sur l'ordre du président de la chambre.

Art. 16. Les chambres appliqueront elles-mêmes, conformément à l'article précédent, les dispositions de l'art. 7 relatives au compte rendu par les journaux de leurs séances.

Les dispositions du même art. 7, relatives au compte rendu des audiences des cours et tribunaux, seront appliquées directement par les cours et tribunaux qui auront tenu ces audiences.

Art. 17. Seront poursuivis devant la police correctionnelle et d'office, les délits commis par la voie de la presse, et les autres délits énoncés en la présente loi et dans celle du 7 mai 1819, sauf les cas prévus par les art. 15 et 16 ci-dessus. Néanmoins la poursuite n'aura lieu d'office, dans le cas prévu par l'art. 12 de la loi du 17 mai 1819, et dans celui de diffamation ou d'injure contre tout agent diplomatique étranger accrédité près du roi, ou contre tout particulier, que sur la plainte ou à la requête, soit du souverain ou du chef du gouvernement qui se croira offensé, soit de l'agent diplomatique ou du particulier qui se croira diffamé ou injurié.

Les appels des jugements rendus par les tribunaux correctionnels sur les délits commis par des écrits imprimés par un procédé quelconque, seront portés directement, sans distinction de la situation locale desdits tribunaux, aux cours royales, pour y être jugés par la première chambre civile et la chambre correctionnelle réunies, dérogeant, quant à ce, aux art. 200 et 201 du Code d'instruction criminelle.

Les appels des jugements rendus par les mêmes tribunaux sur tous les autres délits prévus par la présente loi et par celle du 17 mai 1819, seront jugés dans la forme ordinaire, fixée par le Code pour les délits correctionnels.

Art. 18. En aucun cas la preuve par témoins ne sera admise pour établir la réalité des faits injurieux ou diffamatoires.

ORDONNANCE qui modifie celle du 24 octobre 1814, relative au dépôt des exemplaires des écrits imprimés et des épreuves des planches et estampes.

Du 9 janvier 1828.

Le nombre des exemplaires des écrits imprimés et des épreuves des planches et estampes dont le dépôt est exigé par la loi, et qui avait été fixé à cinq par les art. 4 et 8 de l'ordonnance royale du 24 octobre, est réduit, outre l'exemplaire et les deux épreuves destinés à notre bibliothèque conformément à la même ordonnance, à un seul exemplaire et une seule épreuve pour la bibliothèque du ministère de l'intérieur.

ORDONNANCE concernant l'exécution de la loi du 18 juillet 1828, sur les journaux et écrits périodiques.

Du 29 juillet 1828.

Art. 1er. Avant toute publication d'un journal ou écrit périodique, soumis au cautionnement par les dispositions de la loi du 18 juillet 1828, il sera justifié au procureur du roi du lieu de l'impression, du versement du cautionnement auquel ce journal ou écrit périodique est soumis, et de la déclaration prescrite par l'art. 6 de ladite loi. Le procureur du roi donnera acte sur-le-champ de cette justification et en tiendra registre.

Art. 2. Les propriétaires des journaux et écrits périodiques existants qui étaient exempts de fournir un cautionnement en vertu des dispositions de la loi du 9 juin 1819, et qui ne se trouvent point compris dans les exceptions spécifiées en l'art. 3 de la loi du 18 juillet 1828, seront tenus, dans le délai de quinze jours, à compter de la promulgation de la présente ordonnance, de déposer, à Paris, à la direction de la librairie, et dans les départements au secrétariat général de la préfecture, un certificat constatant qu'ils ont fourni le cautionnement exigé par l'art. 2 de la même loi.

Ce certificat sera délivré, à Paris, par l'agent judiciaire du trésor, et dans les départements par le directeur de l'enregistrement, conformément aux dispositions de l'ordonnance du 9 juin 1819.

Il en sera justifié au procureur du roi du lieu de l'impression, ainsi qu'il est dit en l'art. 1er.

Art. 3. Les propriétaires des journaux et écrits périodiques existants qui sont exceptés du cautionnement par l'art. 3 de ladite loi, feront, dans le même délai, les déclarations prescrites par les numéros 1, 2 et 5 de l'art. 6.

Art. 4. A l'expiration du délai ci-dessus fixé, ceux des journaux ou écrits périodiques actuellement existants sans cautionnement, qui n'auraient pas fait les justifications et déclarations prescrites, cesseront de paraître.

ORDONNANCE qui supprime les quatre inspecteurs de la librairie existant à Paris, et investit les commissaires de police, dans tout le royaume, des attributions légales de ces inspecteurs.

Du 13 septembre 1829.

Art. 1er. Les quatre inspecteurs de la librairie actuellement existant à Paris sont supprimés.

Art. 2. Les commissaires de police, dans toute l'étendue du royaume, sont et demeurent investis des attributions légales que les inspecteurs de la librairie avaient reçues de l'art. 45 du décret du 5 février 1810, de l'art. 20 de la loi du 21 octobre 1814, et de l'art. 7 de l'ordonnance du roi du 24 octobre de la même année.

LOI sur les afficheurs et les crieurs publics.

Du 10 décembre 1830.

Art. 1er. Aucun écrit, soit à la main, soit imprimé, gravé ou lithographié, contenant des nouvelles politiques ou traitant d'objets politiques, ne pourra être affiché ou placardé dans les rues, places ou autres lieux publics.

Sont exceptés de la présente disposition les actes de l'autorité publique.

Art. 2. Quiconque voudra exercer, même temporairement, la profession d'afficheur ou crieur, de vendeur ou distributeur, sur la voie publique, d'écrits imprimés, lithographiés, gravés ou à la main, sera tenu d'en faire préalablement la déclaration devant l'autorité municipale, et d'indiquer son domicile.

Le crieur ou afficheur devra renouveler cette déclaration chaque fois qu'il changera de domicile.

Art. 3. Les journaux, feuilles quotidiennes ou périodiques, les jugements et autres actes d'une autorité constituée, ne pourront être annoncés dans les rues, places et autres lieux publics, autrement que par leur titre.

Aucun autre écrit imprimé, lithographié, gravé ou à la main, ne pourra être crié sur la voie publique qu'après que le crieur ou distributeur aura fait connaître à l'autorité municipale le titre sous lequel il veut l'annoncer, et qu'après avoir remis à cette autorité un exemplaire de cet écrit.

Art. 4. La vente ou distribution de faux extraits de journaux, jugements et actes de l'autorité publique, est défendue, et sera punie des peines ci-après.

Art. 5. L'infraction aux dispositions des art. 1er et 4 de la présente loi sera punie d'une amende de 25 à 500 fr., et d'un emprisonnement de six jours à un mois, cumulativement ou séparément.

L'auteur ou imprimeur des faux extraits défendus par l'article ci-dessus, sera puni du double de la peine infligée au crieur, vendeur ou distributeur de faux extraits.

Les peines prononcées par le présent article seront appliquées sans préjudice des autres peines qui pourraient être encourues par suite des crimes et délits résultant de la nature même de l'écrit.

Art. 6. La connaissance des délits punis par le précédent article est attribuée aux cours d'assises. Ces délits seront poursuivis conformément aux dispositions de l'art 4 de la loi du 8 octobre 1830.

Art. 7. Toute infraction aux art. 2 et 3 de la présente loi sera punie, par la voie ordinaire de police correctionnelle, d'une amende de 25 à 200 fr., et d'un emprisonnement de six jours à un mois, cumulativement ou séparément.

Art. 8. Dans les cas prévus par la présente loi, les cours d'assises et les tribunaux correctionnels pourront appliquer l'art. 463 du Code pénal, si les circonstances leur paraissent atténuantes, et si le préjudice causé n'excède pas 25 fr.

Art. 9. La loi du 5 nivose an 5, relative aux crieurs publics, et l'art. 290 du Code pénal, sont abrogés.

LOI sur le cautionnement, le droit de timbre et le port des journaux ou écrits périodiques.

Du 14 décembre 1830.

Art. 1er. Si un journal ou écrit périodique paraît plus de deux fois par semaine, soit à jour fixe, soit par livraison et régulièrement (1), le cautionnement sera de 2,400 fr. de rente.

Le cautionnement sera égal aux trois quarts du taux fixé, si le journal ou écrit périodique ne paraît que deux fois par semaine.

Il sera égal à la moitié, si le journal ou écrit périodique ne paraît qu'une fois par semaine.

Il sera égal au quart, si le journal ou écrit périodique paraît seulement plus d'une fois par mois.

Le cautionnement des journaux quotidiens publiés dans les départements autres que ceux de la Seine et de Seine-et-Oise, sera de 800 fr. de rente dans les villes de cinquante mille âmes et au-dessus, de 500 fr. de rente dans les autres villes, et respectivement de la moitié de ces deux rentes pour les journaux ou écrits périodiques qui paraissent à des termes moins rapprochés.

Le gérant responsable du journal devra posséder, en son propre et privé nom, la totalité du cautionnement.

S'il y a plusieurs gérants responsables, ils devront posséder, en leur propre et privé nom et par portions égales, la totalité du cautionnement.

Il est accordé aux gérants responsables des journaux qui auront déposé leur cautionnement à l'époque où la présente loi sera promulguée, un délai de six mois pour se conformer à ses dispositions.

La partie du cautionnement déjà fournie qui excède le taux ci-dessus fixé, sera remboursée.

Art. 2. Le droit de timbre fixe ou de dimension sur les journaux ou écrits périodiques sera de 6 centimes pour chaque feuille de 30 décimètres carrés et au-des-

(1) Lisez *irrégulièrement*; voyez la loi ci-après.

ns, et de 3 centimes pour chaque demi-feuille de 15 décimètres carrés et au-dessous.

Tout journal ou écrit périodique imprimé sur une demi-feuille de plus de 15 décimètres et de moins de 30 décimètres carrés, payera un centime en sus pour chaque 5 décimètres carrés.

Il ne sera perçu aucune augmentation de droit pour fraction au-dessous de 5 décimètres carrés.

Il ne sera perçu aucun droit pour un supplément qui n'excèdera pas 30 décimètres carrés, publié par les journaux imprimés sur une feuille de 30 décimètres carrés et au-dessus.

La loi du 13 vendémiaire an 6 et l'art. 89 de la loi du 15 mai 1818 sont et demeurent abrogés.

La loi du 6 prairial an 7 est abrogée en ce qui concerne le droit de timbre sur les journaux ou feuilles périodiques.

Art. 3. Le droit de 5 centimes fixé par l'art. 8 de la loi du 15 mars 1827 pour le port sur les journaux et autres feuilles transportés hors des limites du département dans lequel ils sont publiés, sera réduit à 4 centimes.

Les mêmes feuilles ne payeront que 2 centimes toutes les fois qu'elles seront destinées pour l'intérieur du département où elles auront été publiées.

Art. 4. Les journaux imprimés en langues étrangères et ceux venant des pays d'outre-mer seront taxés au maximum du tarif établi pour les journaux français.

LOI sur le cautionnement des journaux ou écrits périodiques paraissant même irrégulièrement.

Du 8 avril 1831.

Art. 1er. Si un journal ou écrit périodique paraît plus de deux fois par semaine, soit à jour fixe, soit par livraisons et irrégulièrement, le cautionnement sera de 2,400 fr. de rente.

Art. 2. Le premier paragraphe de l'art. 1er de la loi du 14 décembre 1830 est abrogé.

LOI sur les crieurs publics.

Du 16 février 1834.

Art. 1er. Nul ne pourra exercer, même temporairement, la profession de crieur, de vendeur ou de distributeur sur la voie publique, d'écrits, dessins ou emblèmes imprimés, lithographiés, autographiés, moulés, gravés ou à la main, sans autorisation préalable de l'autorité municipale.

Cette autorisation pourra être retirée.

Les dispositions ci-dessus sont applicables aux chanteurs sur la voie publique.

Art. 2. Toute contravention à la disposition ci-dessus sera punie d'un emprisonnement de six jours à deux mois pour la première fois, et de deux mois à un an en cas de récidive. Les contrevenants seront traduits devant les tribunaux correctionnels, qui pourront, dans tous les cas, appliquer les dispositions de l'art. 463 du Code pénal.

FIN DES LOIS ET ORDONNANCES SUR LA PRESSE.

EXPLICATION DES PLANCHES.

PLANCHE I.

FIGURE I.

Casse française.

FIGURE 2.

Casse de caractère d'écriture dit *anglaise*.

On a fait graver dans chaque cassetin le signe qu'on y place et les lettres à la formation desquelles ce signe doit servir.

FIGURE 3.

Casse de ronde.

FIGURE 4.

Casse grecque simple.

PLANCHE II.

FIGURE I.

In-folio.

Nos 1 et 2. Imposition ordinaire d'une feuille in-folio : le no 1 est le côté de première, et le no 2 le côté de seconde.

Nos 3 et 4, 5 et 6. Deux feuilles in-folio en un seul cahier.

Dans cette imposition on met deux signatures : à la première page on met le chiffre 1 ou la lettre A, et à la page 3 le même chiffre ou la même lettre avec l'accompagnement d'un point.

On impose la demi-feuille in-folio comme le n° 1.

Dans l'in-folio on tourne le papier dans sa longueur, communément dit *tourner in-octavo*.

FIGURE 2.

In-quarto.

*N*os 1 et 2. Feuille in-4° ordinaire : n° 1, côté de première; n° 2, côté de seconde.

N° 3. Demi-feuille in-4°.

N° 4. Deux pages in-4° avec feuillet blanc.

Nos 5 et 6. Feuille in-4° oblong.

On plie cette feuille d'une autre manière que les autres feuilles in-4° : on fait le premier pli sur la longueur du papier entre les têtes des pages, et le second pli sur les pointures.

On n'a point figuré l'imposition à la *lyonnaise*, parce qu'elle n'est guère utile et peu en usage.

Dans l'in-4° on tourne le papier comme dans l'in-folio.

(*In-six*, voyez ci-après planche V, fig. 3.)

FIGURE 3.

In-octavo.

Nos 1 et 2. Feuille in-8° ordinaire.

(Feuille in 8° en deux cahiers, voyez ci-après planche V, fig. 4.)

N° 3. Demi-feuille in-8°.

N° 4. Deux cartons de quatre pages imposés dans la même forme.

Nos 5 et 6. Feuille in-8° oblong.

On ne plie pas cette feuille comme les autres feuilles in-8° : on la plie par son milieu sur les pointures; on fait le second pli dans le même sens entre les têtes des pages, et le troisième pli sur la longueur du papier.

On tourne le papier in-8°.

FIGURE 4.

In-douze.

Nos 1 et 2. Feuille in-12 en un seul cahier.

Nos 3 et 4. Feuille in-12 en deux cartons, dont un de 16 pages et l'autre de 8, ayant chacun une signature.

Nos 5 et 6. Feuille in-12 en deux cartons égaux.

Dans ces trois impositions on tourne le papier in-12, c'est-à-dire dans sa largeur.

(Feuille in-12 en trois cahiers, voyez ci-après planche V, à la suite de la fig. 4.)

Nos 7 et 8. Feuille in-12 oblong.

Dans ce format on coupe la bande dans la longueur du papier, et non dans la largeur comme dans les autres in-12. On plie les 16 pages comme dans l'in-8° ordinaire, et on place la bande au milieu, ou à la suite: en ce dernier cas on met une nouvelle signature.

Dans cette imposition on tourne le papier in-8°.

Dans tous les in-12 on impose les demi-feuilles comme le côté de première.

PLANCHE III.

FIGURE I.

In-seize.

N° 1. Demi-feuille in-16 ordinaire.

On plie cette forme comme une feuille in-8°.

N° 2. Demi-feuille in-16 oblong.

On plie cette forme comme la feuille in-8° oblong.

Dans l'une et l'autre on tourne le papier in-8°.

On n'a donné qu'une forme de chacun de ces deux formats; si on doit imposer l'in-16 par feuille entière, le compositeur y suppléera facilement, attendu que ce format n'est autre chose que deux feuilles in-8° imposées ensemble.

FIGURE 2.

In-dix-huit.

Nos 1 et 2. Feuille in-18 à trois cartons et à trois signatures.

On impose la demi-feuille in-18 comme le côté de première, n° 1, sinon qu'il faut à la retiration changer réciproquement de place les quatre pages marquées d'une *; la 13 prend la place de la 21, et la 16 celle de la 24.

Les pages 17 et 18 de la demi-feuille formant un onglet, on doit y mettre au bas une étoile.

On tourne in 8° le format in-18.

FIGURE 3.

In-vingt.

N° 1. Demi-feuille in-20.

Ce format, dont les pages sont presque carrées, est peu en usage; il sert pour alphabets, catéchismes, ou almanachs communs. Après avoir coupé la feuille en sa longueur, on coupe la bande des quatre pages, qu'on place au milieu des seize autres pages pliées en deux feuilles in-4° en un seul carton.

On tourne le papier in-12.

In-vingt-quatre.

N° 1. Demi-feuille in-24 oblong.

On plie les 8 pages du carton comme la feuille in-4° oblong; on les place au milieu des 16 pages pliées comme une feuille in-8° oblong.

On tourne le papier in-12.

FIGURE 4.

In-vingt-quatre.

N° 2. Demi-feuille in-24 ordinaire.

Cette imposition n'est autre qu'une feuille in-12 imposée dans le même châssis; on la coupe par le milieu sur les pointures, et on la plie comme une feuille in-12 en un seul carton.

Il faut tourner le papier in-8°.

(*In-trente*, voyez ci-après planche V, fig. 5.)

In-quarante-huit.

N° 1. Demi-feuille in-48.

Cette forme est composée de trois bandes formant chacune une feuille in-8° avec sa signature.

On tourne le papier in-12.

FIGURE 5.

In-trente-deux.

Nos 1 et 2. Feuille in-32 ordinaire.

Cette feuille est formée de quatre feuilles in-8° ayant chacune leur signature particulière.

On impose la demi-feuille comme le n° 1.

Le papier doit être tourné in-8°.

FIGURE 6.

In-trente-six.

Nos 1 et 2. Feuille in-36.

On coupe cette feuille en trois bandes sur la largeur du papier: on coupe encore à chaque bande le carton de huit pages, qui se place au milieu des seize. Cette imposition produit trois feuilles in-12, ayant chacune leur signature.

On ne peut guère se servir dans ce format que des châssis à la *hollandaise*, le blanc du milieu étant ordinairement trop petit pour pouvoir supporter une barre.

Il faut tourner le papier in-12.

On a cru inutile de donner les impositions numériquement au-dessus de l'in-48; tout compositeur intelligent suppléera facilement celles qui ne sont point indiquées dans cet ouvrage.

PLANCHE IV.

Fig. 1. Presse en bois, dite *hollandaise.*

a Chapeau.
b Jumelles.
c Sommier d'en haut.
dd Branches qui tiennent la platine.
ee Tablettes.
f Sommier d'en bas.
gg Arbre.
h Barreau.
i Branches qui passent au travers des tablettes.
k Platine.
ll Train.
m Potence.
n Bandes qui supportent celles de fer.
o Manivelle.
p Encrier.
q Servante.
r Chevalet.
s Grand tympan, auquel est fixé le petit.
t Frisquette.

Fig. 2 et 3. Premières presses Stanhope imitées à Paris.

Fig. 4. Presse mécanique destinée pour l'impression du *Journal des Débats.*

Fig. 5. Rouleau à toucher.

Fig. 6. Table à rouleau.

Fig. 7. Gouttière que l'on place sous le grand tympan de la presse hollandaise.

Fig. 8. Montoir de balles et pied-de-chèvre.

Fig. 9. Clé à pointures.

Fig. 10. Burette à l'huile.

Fig. 11. Marche-pied.

Fig. 12. Encrier, broyon, et palette.

Fig. 13. Balles montées.

Fig. 14 et 14 *bis*. Bois de balles.

Fig. 15, 16, 17, 18. Machines pour fondre les caractères d'imprimerie : voyez pour leur description l'article *Stéréotypie*.

Fig. 19. Galée in-4°.

Fig. 20. Galée in-4° ouverte.

Fig. 21. Galée in-8°.

Fig. 22 et 23. Visorium.

Fig. 24. Mordant.

Fig. 25. Composteur justifié.

Fig. 26. Composteur dévissé.

Fig. 27. Clavettes et vis de composteur.

Fig. 28. Taquoir.

Fig. 29. Décognoir.

PLANCHE V.

Fig. 1. Casse française modifiée.

Fig. 2. Grande casse grecque.

Fig. 3. Imposition in-6. Les pages offrent un in-4° oblong. On emploie le châssis et on tourne le papier in-12. La feuille forme un seul cahier en trois cartons, le troisième étant fourni par la bande d'en haut.

Fig. 4. Imposition in-8° en deux cahiers. Il y a deux signatures; c'est aux pointures que l'on coupe le papier.

In-12 en trois cahiers. On n'a pas cru devoir donner sa figure, car on impose simplement les deux rangées d'en bas comme la feuille in-8° en deux cahiers, puis la rangée d'en haut comme cette rangée à l'in-12 en deux cahiers.

Fig. 5. Imposition in-30. Le châssis est in-8°, mais sa barre est placée aux deux cinquièmes de la largeur, et l'on tourne le papier in-12. La feuille offre trois cahiers, composés chacun de vingt pages ou cinq cartons; les quatre premiers cartons se succèdent par la pliure comme dans une feuille in-8°, et le cinquième doit être encarté.

Fig. 6. Presse mécanique Thonnelier.

PLANCHE VI.

Fig. 1. *Colombienne Gaveaux.*

A Contrepoids.
B Petit levier.
C Brides.
D Grand levier.
E Les tirants.
F Virgule cintrée.
G Régulateur.
H Barreau.
I Moise.
K Arbre.
L Platine.
M Corps de presse.
N Marbre.
O Chariot.
P Rouleau.
Q Manivelle.
R Colonne du train.
S Tympan.
T Patin.
V Lentille du contrepoids et sa branche.
X Contrepoids du tympan.

Fig. 2. *Stanhope Gaveaux.*

A. . . Vase.
B. . . Tirant.
B *bis.* Virgule cintrée.
B *ter.* Virgule.
C. . . Vis.
D. . . Ecrou.
E. . . Épaulette.
F. . . Branche du contrepoids.
G. . . Colonne du barreau.
H. . . Barreau.
I. . . Boîte coulante.
K. . . Corps de presse.
K *bis.* Pied.
L. . . Crochet du contrepoids.
M . . Contrepoids.
N. . . Platine.
O. . . Marbre.
P. . . Chariot.
Q. . . Rouleau.
R. . . Oreille du rouleau.
S. . . Manivelle.
T. . . Colonne du train.
U. . . Patin.
V. . . Cric du chariot.
X. . . Tympan couvert de sa frisquette.

Fig. 3. *Presse Frapié.*

1. Cintre en fer forgé.
2. Sommier en fonte.
3. Platine.
4. Marbre.
5. Corps de presse.
6. Chariot.
7. Colonne.
8. Barreau.
9. Tirant en fer forgé.

10. Banc en bois.
11. Treuil pour la corde.
12. Cornières.
13. Brides en fer.
X. Manivelle.

Fig. 4. *Presse à toucheur mécanique*, de Selligue.

A. Chapiteau.

A′. Colonnes carrées sur lesquelles sont ajustées les pièces qui portent les roues qui opèrent la pression par les leviers conjugués, et ensuite la pièce qui fixe l'arbre de la platine D.

A″. Colonnes rondes.

B. Base où sont fixées les colonnes A′ et A″, ainsi que les coulisses L sur lesquelles le châssis E va et vient; elle porte de plus cinq vis S, lesquelles fixent le marbre en fer sur lequel est posé le caractère à la hauteur convenable pour l'impression.

C. Marbre en fer, sur lequel une plaque à surfaces parallèles M est posée, laquelle porte le châssis dans lequel est le caractère.

D. Platine portant un cadre qui contient les étoffes nécessaires à l'impression, et qu'on nomme *tympan* dans les presses ordinaires.

E. Châssis à trois compartiments, dont celui du milieu contient deux ou trois cylindres en gélatine P, pour encrer le caractère avant l'impression; ces cylindres portent sur les cylindres R pour y recevoir leur encre; leur mouvement constant de rotation distribue l'encre avec une grande perfection. Les deux autres compartiments servent à porter les frisquettes sur lesquelles on pose la feuille de papier à imprimer; cette frisquette est supportée par des ressorts de manière à ce qu'elle monte de trois pouces au-dessus de sa place quand on imprime. Lorsque le châssis a été placé sous la platine pour opérer la pression, la platine fait descendre de force la frisquette : il s'ensuit que la feuille de papier pressée entre la platine et la frisquette se trouve maintenue en place par le contact, et que lorsque la platine remonte quand la pression est faite, la feuille remonte ainsi soutenue avec la frisquette, tant que les ressorts agissent : d'où il résulte que la feuille est enlevée de dessus le caractère malgré la résistance de l'encre. Cette manière de fixer la feuille est bien supérieure à l'emploi d'une frisquette ordinaire, puisque la feuille se trouve maintenue par toutes ses marges, ce qui l'empêche de se chiffonner ainsi que cela a lieu dans divers cas. Ce châssis passe alternativement sous presse en encrant chaque fois le caractère.

Les tympans du châssis portent, de chaque côté où se place l'ouvrier, une pièce (*e*) avec ressorts, laquelle pièce s'ouvre quand on ramène le châssis en place pour poser la feuille et laisser enlever celle qui est imprimée, et se ferme pour maintenir la feuille sur la frisquette quand on pousse le châssis sous la platine pour la pression.

E'. Frisquettes.

F. Leviers conjugués qui opèrent la pression.

G. Pièce de renvoi du mouvement de la manivelle de la roue H aux leviers conjugués F.

H. Roue qui porte la manivelle pour opérer la pression par les leviers conjugués F.

H'. Roue avec une manivelle à chaque bout de son axe, pour opérer la pression des deux côtés de la presse.

I. Support de la roue H et de l'arbre de la platine D.

K. Contrepoids de la platine D.

L. Coulisses sur lesquelles pose et glisse le châssis E.

M. Plaque à surfaces parallèles de la grandeur du marbre C, et que l'on pose dessus afin de recevoir la forme, et aussi pour pouvoir ôter et mettre les caractères des corrections, en faisant glisser cette plaque sur le marbre et en l'appuyant sur un support qu'on place sur les coulisses L. (Cette pièce M n'est pas visible sur le dessin.)

N. Châssis et caractères sous presse. (Cette pièce N n'est pas non plus visible sur le dessin.)

O. Planche pour porter le papier à imprimer.

P. Cylindres de gélatine pour encrer les caractères.

R. Cylindres pour la distribution de l'encre, et sur lesquels les cylindres de gélatine P reçoivent leur encre d'un encrier au moyen d'un petit cylindre qui la porte du cylindre de l'encrier au cylindre R, chaque fois que la pression s'opère, et par un mouvement continu. Il y a cinq ou six cylindres de distribution, dont un marche obliquement de trois à quatre pouces sur le côté.

S. Distribution oblique.

T. Règles ou supports des cylindres de gélatine qui encrent le caractère.

U. Pièce qui enlève la plaque M qui porte la forme et la fait glisser sur un galet quand on a besoin d'ôter ou de mettre une forme sous presse.

PLANCHE VII.

Application des signes de correction.

FIN

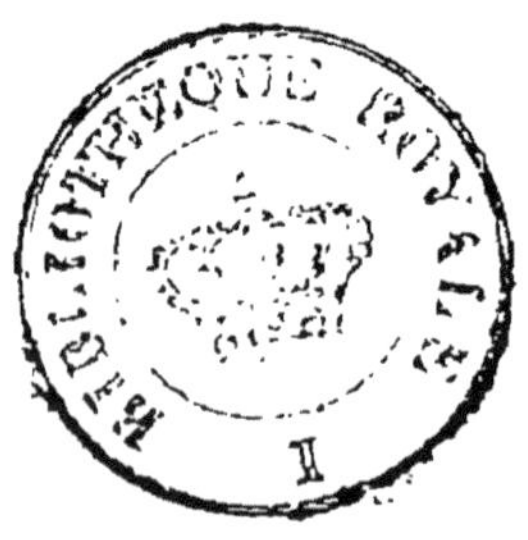

ERRATA.

Quelques exemplaires portent les fautes suivantes.

Page 258, ligne pénultième : désigné, *lisez* désignée.
ibid., ligne dernière : cursivetos seu cancellarios, *lisez* cursiveti seu cancellarii.
269, ligne 24 : serait une, *lisez* serait un.
275, lignes 15 et 16 : le suivre, *lisez* le faire suivre.
ibid., ligne 33 : pouvait, *lisez* pût.
287, ligne 32 : dessous les, *lisez* au-dessous des.

Fig. 1. Casse françoise.

A	B	C	D	E	F	G	A	B	C	D	E	F	G
H	I	K	L	M	N	O	H	I	K	L	M	N	O
P	Q	R	S	T	V	X	P	Q	R	S	T	V	X
â	ê	î	ô	û	Y	Z	J	F	Æ	Œ	Ç	Y	Z
É	È	Ê	Æ	Œ		W	É	È	Ê	W	[	!	
à	è		ù	()	ç	ﬁ					Ç	?	
*	w	U	J	j			ê	ï	ü				

&	ç	é	-	'	e	1	2	3	4	5	6	7	8
	b	c	d			s		f	g	h	9	0	
											æ	œ	
z	l	m	n	i		o	p	q	;	k	Cadr.		
									esp. fines	fi	:	Cadr.	
s	\	n	t	Espaces		a	r	.	,	Cadrats			

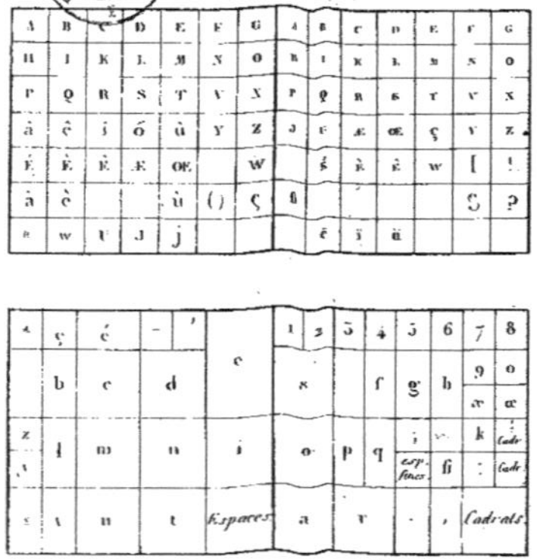

Fig. 2. Casse de Caractère d'écriture dit Anglaise.

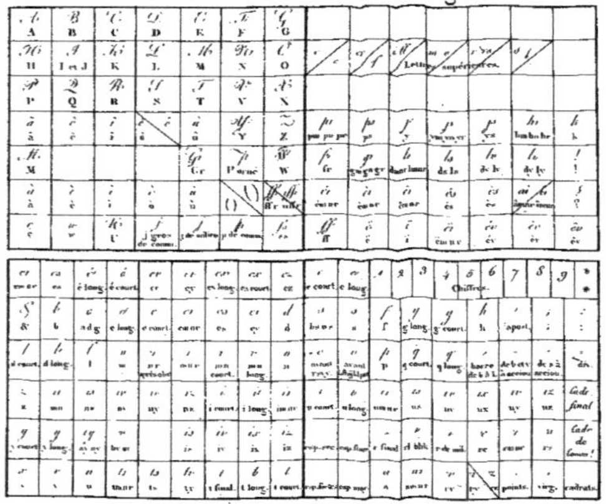

A	B	C	D	E	F	G							
H	I et J	K	L	M	N	O	Lettres supérieures.						
P	Q	R	S	T	V	X							
â	ê	î	ô	û	Y	Z	pu pu pu	p	y	[illegible]	ys	hu hu hr	h
M				Gr	P orné	W	fr	gu g g g	[illegible]	ds la	de le	de ly	!
à	è	ì	ò	ù	()	ff r uffr	[illegible]	[illegible]	[illegible]	és	è	[illegible]	?
ç	w	U	j gros de comm.	g de adieu	p de comm.	fs	ff	ë	ï	[illegible]	év	èv	êv

ee ar	es	é long	é court	er	cy	es long	es court	ez	e court	e long	1	2	3	4	5	6	7	8	9	*
											Chiffres.									
&	b	a d g	c long	c court	[illegible]	os	cy	d	[illegible]	s	f	g long	g court	h	apost.	;	:			
d court	d long	l	w	p r [illegible]	[illegible]	[illegible] court	[illegible] long	n	[illegible]	[illegible]	p	q court	q long	barre de b d l	[illegible]	[illegible]	div.			
x	[illegible]	[illegible]	[illegible]	ny	px	i court	i long	[illegible]	u court	u long	[illegible]	us	iv	ux	uy	uz	Cadr. final			
y court	y long	[illegible]	[illegible]		is	iv	ix	iz	esp. [illegible]	esp. fine	s final	[illegible]	[illegible]	re	[illegible]	rs	Cadr. de comm.!			
[illegible]	[illegible]	u	[illegible]	ts	ty	t final	t long	t court	esp. forte	esp. moy.	a	[illegible]	[illegible]	[illegible]	points.	virg.	cadrats.			

Fig. 3. Casse de Ronde

A	B	C	D	E	F	G	e	î	m	n	o	r	s
H	I	K	L	M	N	O	ı	ω					
P	Q	R	S	T	V	X	à	â	é/ê	î	ô	û	!
L	Y				J	Z	ès	à	è			ü	?
ç	w	U	J	j	j	W	ff/ff	ë	ï	ü		(	

éx	ét	és	é/é	ex	ex	ts	ey/ex	ey	ʒ	e	1	2	3	4	5	6	7	8	9	0
é	b	e	e	ey/ex	es	ey	d	d	e	e	' ;	- :	f	g	g	b				
ly	b	l	m	m	w	n	n		s	x/a	o	p	y	q						
z		ix	ix	is	ix	is	r	i	espaces fines		ax	ax	as		h	Cadr. fine				
y	n	n	w	w	ny	ʒ	ι	ı	espaces moyennes		ar	ay	aʒ	o	w	xy	Cadr. fine			
x	v	u	u	tx	ts	y	t	t/t	espaces fortes		a	a/a	v	x	.	,	Cadr.			

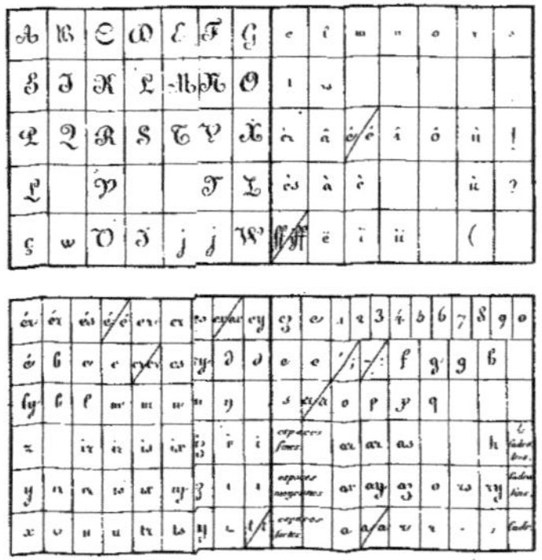

Fig. 4. Casse Grecque simple.

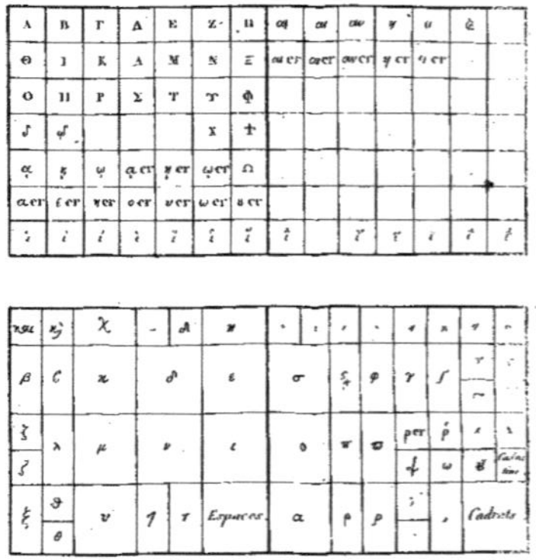

Α	Β	Γ	Δ	Ε	Ζ	Η	ᾳ	ᾳ	ῳ	ῃ	ῃ	ὲ	
Θ	Ι	Κ	Λ	Μ	Ν	Ξ	ᾳ er	ᾳ er	ῳ er	ῃ er	ῃ er		
Ο	Π	Ρ	Σ	Τ	Υ	Φ							
ϛ	ϕ				Χ	Ψ							
ᾳ	ξ	ψ	ᾳ er	ῃ er	ῳ er	Ω							
α er	ε er	η er	ο er	υ er	ω er	ι er							
ἰ	ἰ	ἰ	ἰ	ἰ	ἰ	ἰ	ἰ		ῥ	ῥ	ἰ	ἰ	ἰ

ϗ	ϗ	χ	-	ᾀ	*	.	:	,	.	'	'	'	'
β	ϐ	κ	δ	ε	σ	ς	φ	γ	ʃ	~			
ζ	λ	μ	ν	ι	ο	π	ϖ	per	ῥ	'	'		
ζ								ϕ	ω	ϑ	Cadrat fine		
ξ	ϑ / θ	υ	η	τ	Espaces	α	ρ	ρ	; ·	,	Cadrats		

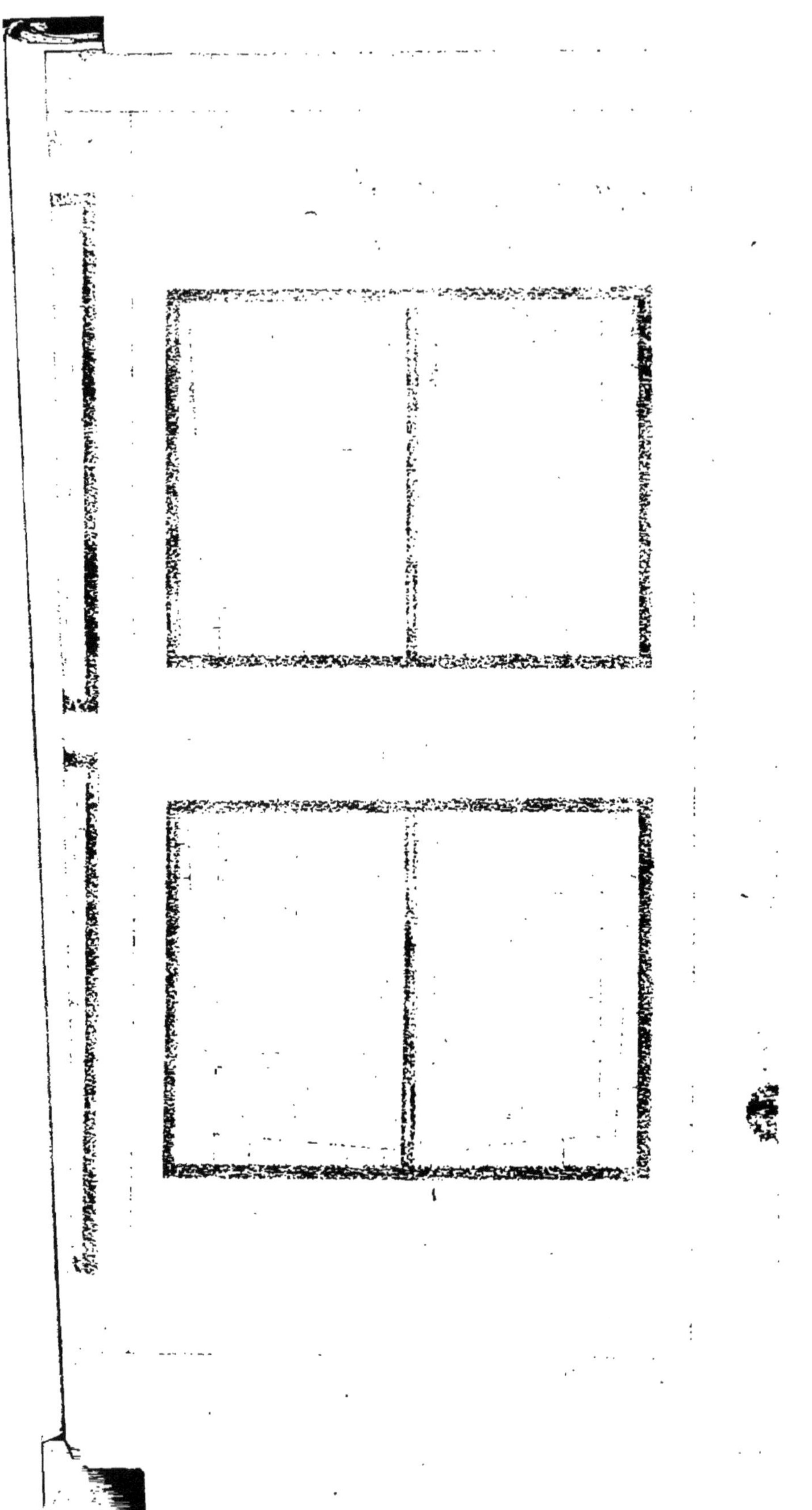

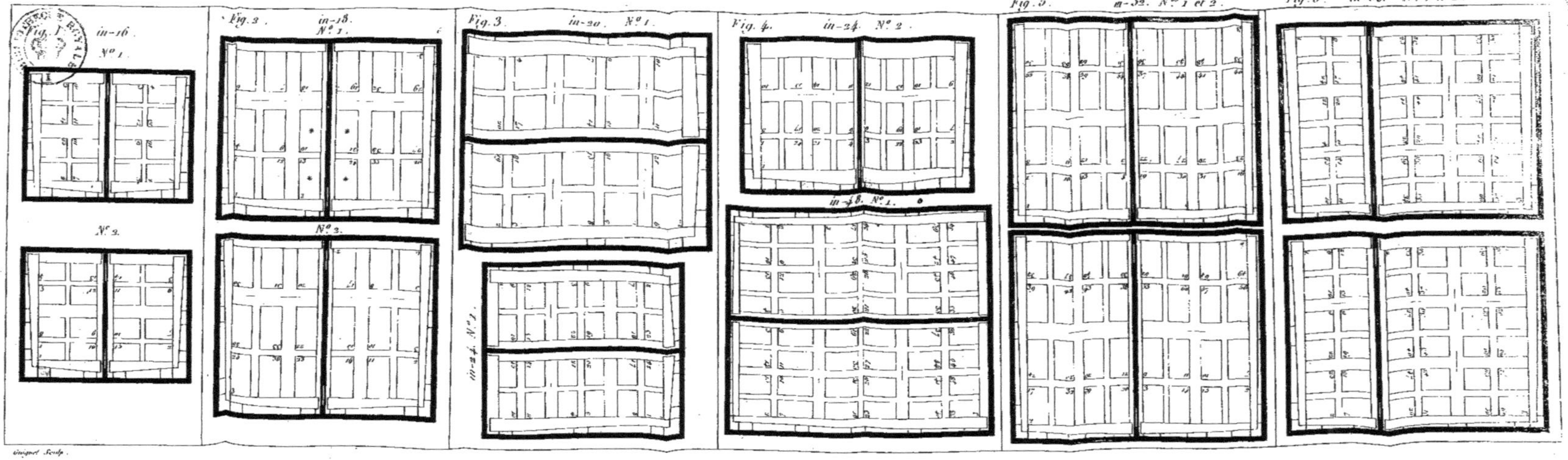

Pl. III.

Fig. 1. in-16. N.o 1.

N.o 2.

Fig. 2. in-18. N.o 1.

N.o 2.

Fig. 3. in-20. N.o 1.

in-24. N.o 1.

Fig. 4. in-24. N.o 2.

in-48. N.o 1.

Fig. 5. in-32. N.os 1 et 2.

Fig. 6. in-36. N.os 1 et 2.

Guignet Sculp.

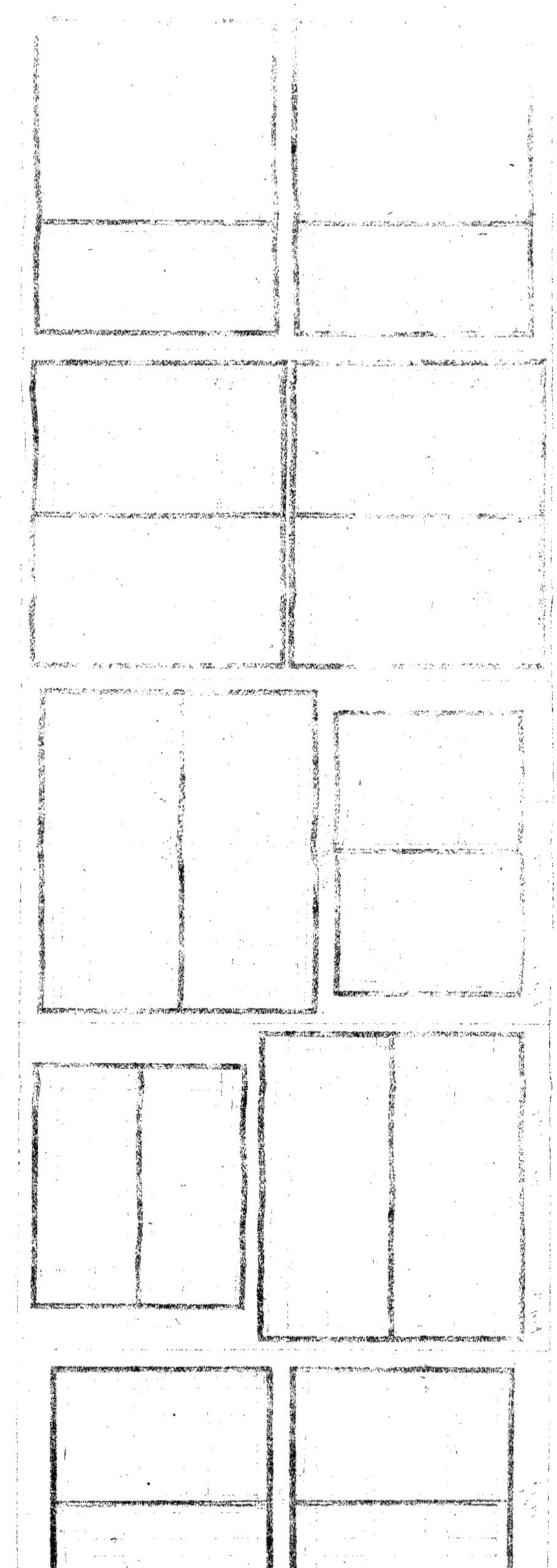

Imprimerie Pl. II.

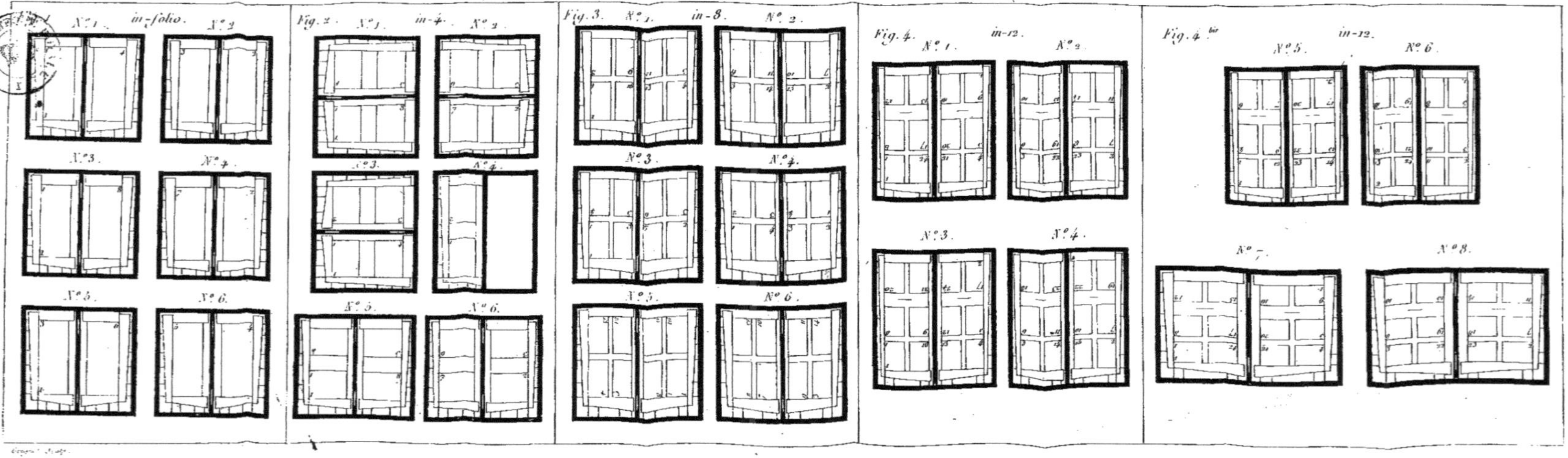

Fig. 1. N° 1. in-folio. N° 2.

N° 3. N° 4.

N° 5. N° 6.

Fig. 2. N° 1. in-4. N° 2.

N° 3. N° 4.

N° 5. N° 6.

Fig. 3. N° 1. in-8. N° 2.

N° 3. N° 4.

N° 5. N° 6.

Fig. 4. N° 1. in-12. N° 2.

N° 3. N° 4.

Fig. 4 bis N° 5. in-12. N° 6.

N° 7. N° 8.

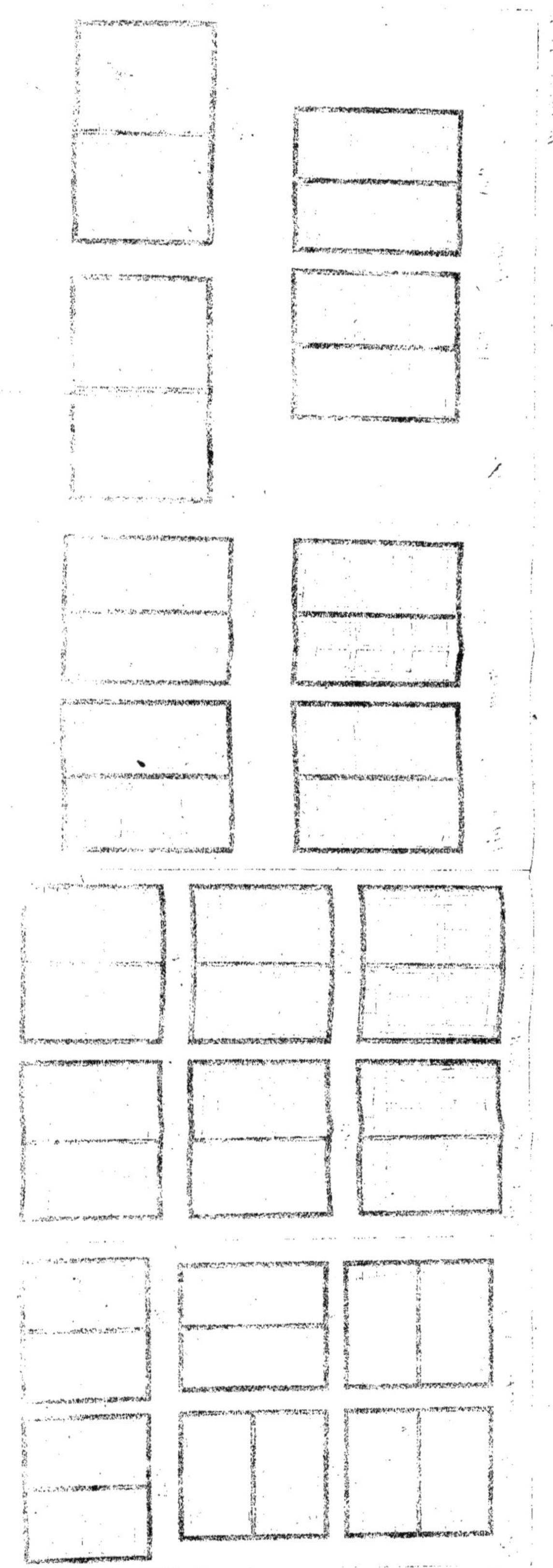

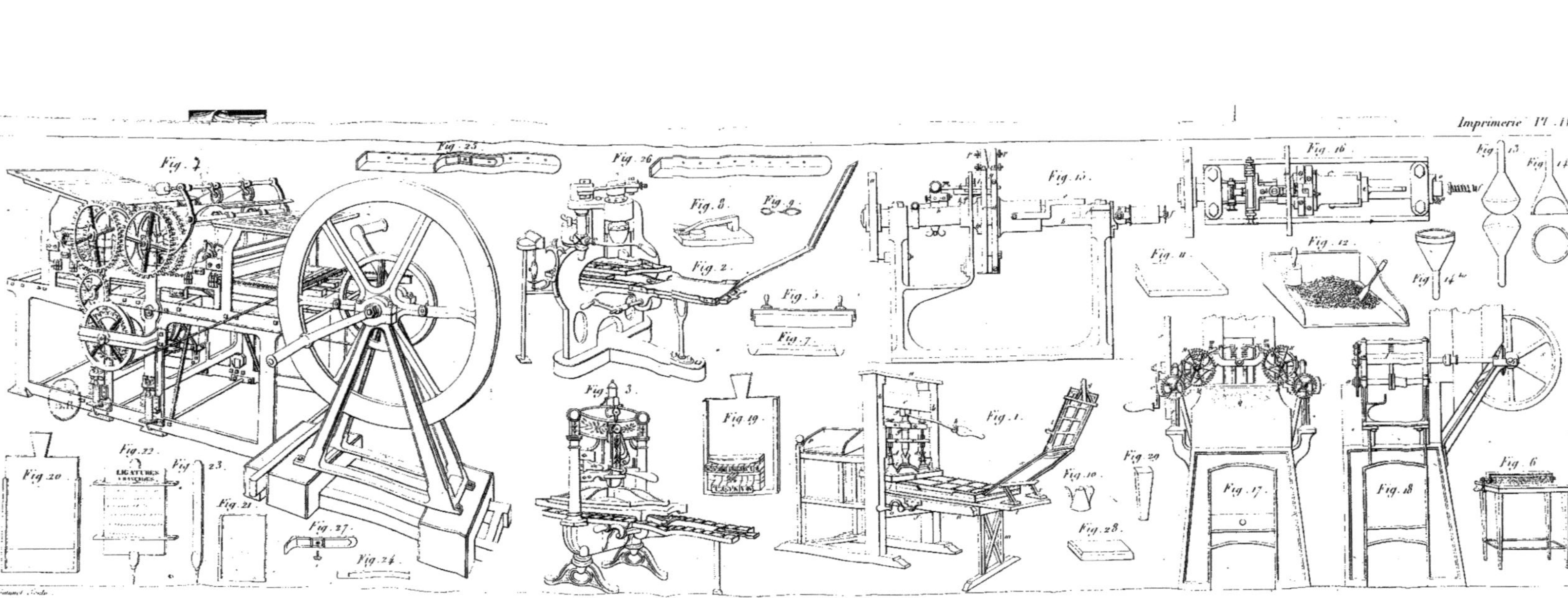
Fig. 4
Fig. 25.
Fig. 26
Fig. 8.
Fig. 9.
Fig. 2.
Fig. 5.
Fig. 7.
Fig. 15.
Fig. 16.
Fig. 13.
Fig. 14
Fig. 11.
Fig. 12.
Fig. 14 bis
Fig. 3.
Fig. 19.
Fig. 1.
Fig. 20.
Fig. 22.
LIGATURES
Fig. 23.
Fig. 21.
Fig. 27.
Fig. 24.
Fig. 29.
Fig. 10.
Fig. 28.
Fig. 17.
Fig. 18
Fig. 6

Casse Française modifiée. Fig. 1.
Fig. 2.
Fig. 3. In-6.
Fig. 4. In-8.
Fig. 5. In-30.
Fig. 6
Espaces
Cadrats
Cadratin
Cadrats

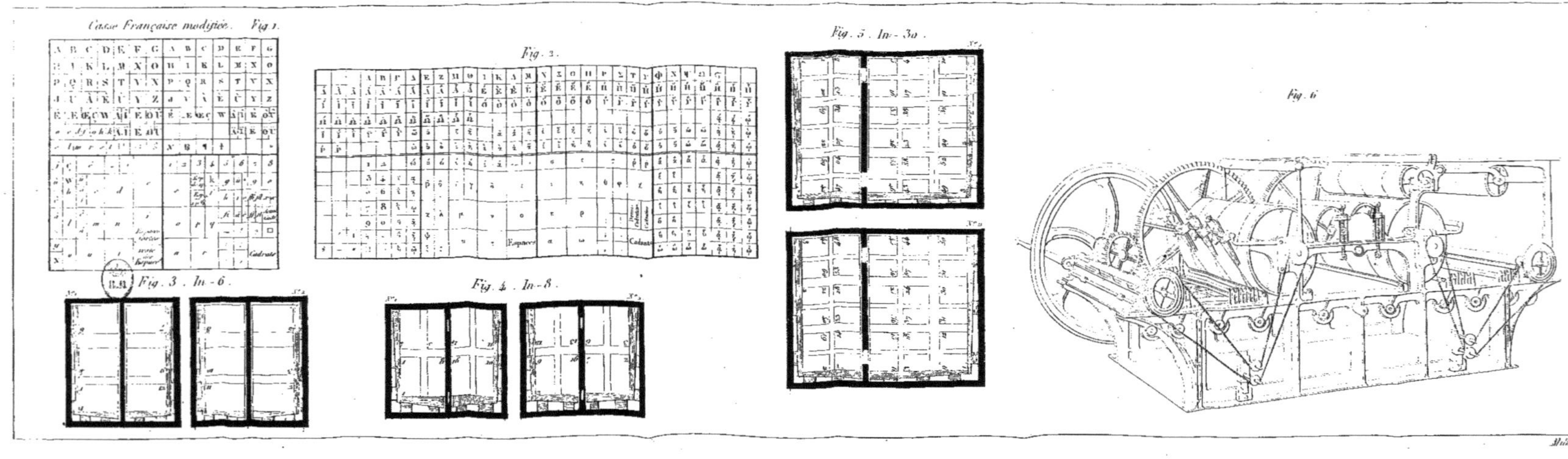

Millet Sc.

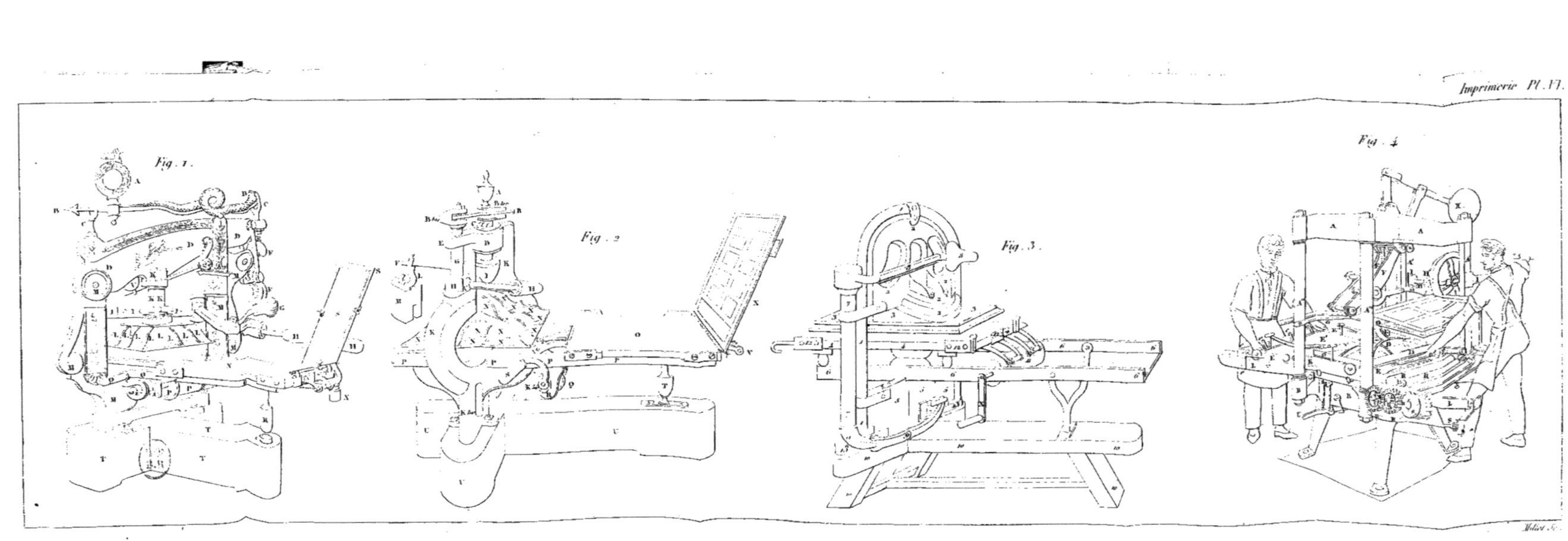
Fig. 1.
Fig. 2.
Fig. 3.
Fig. 4.
Méliet Sc.

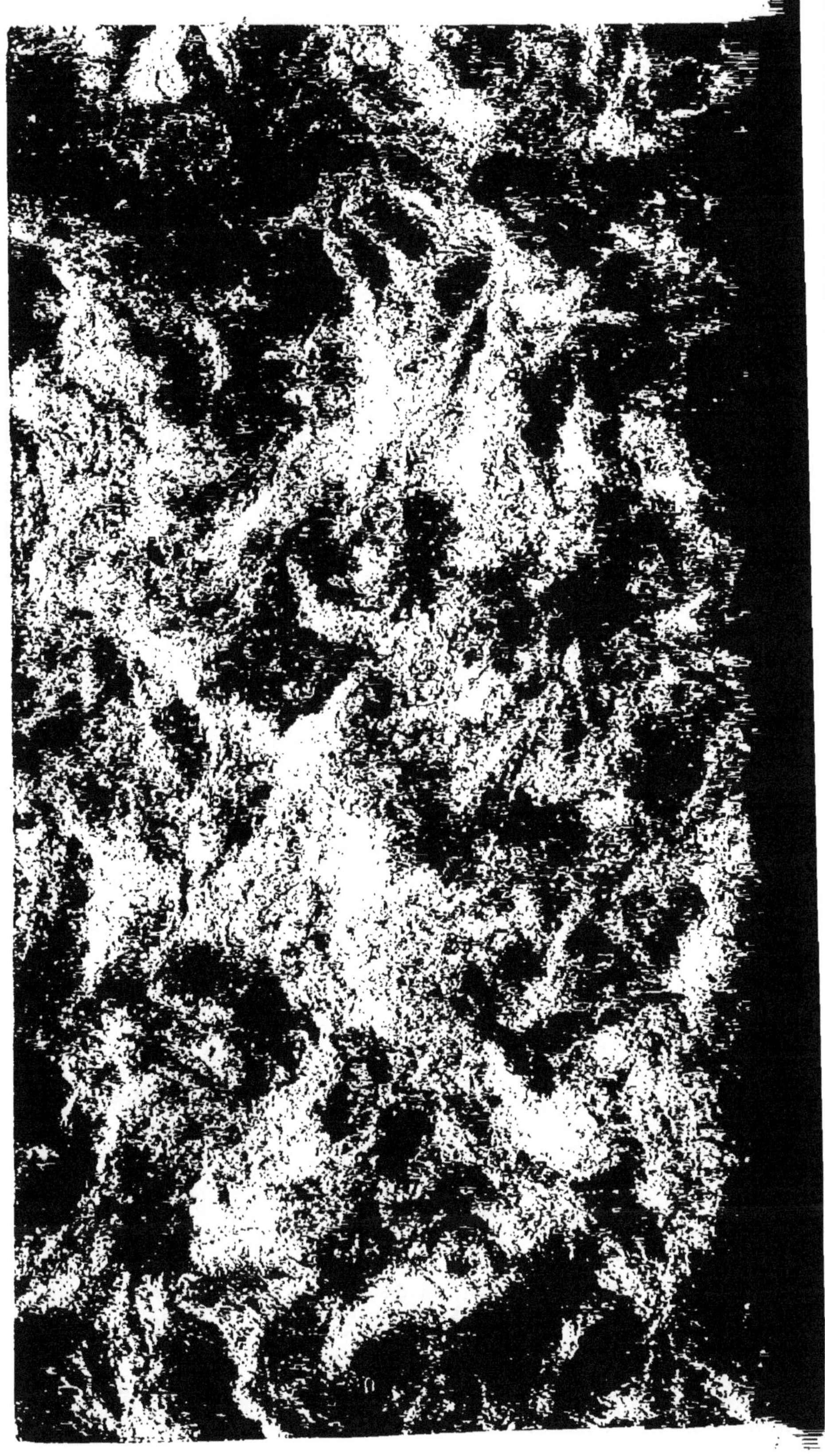

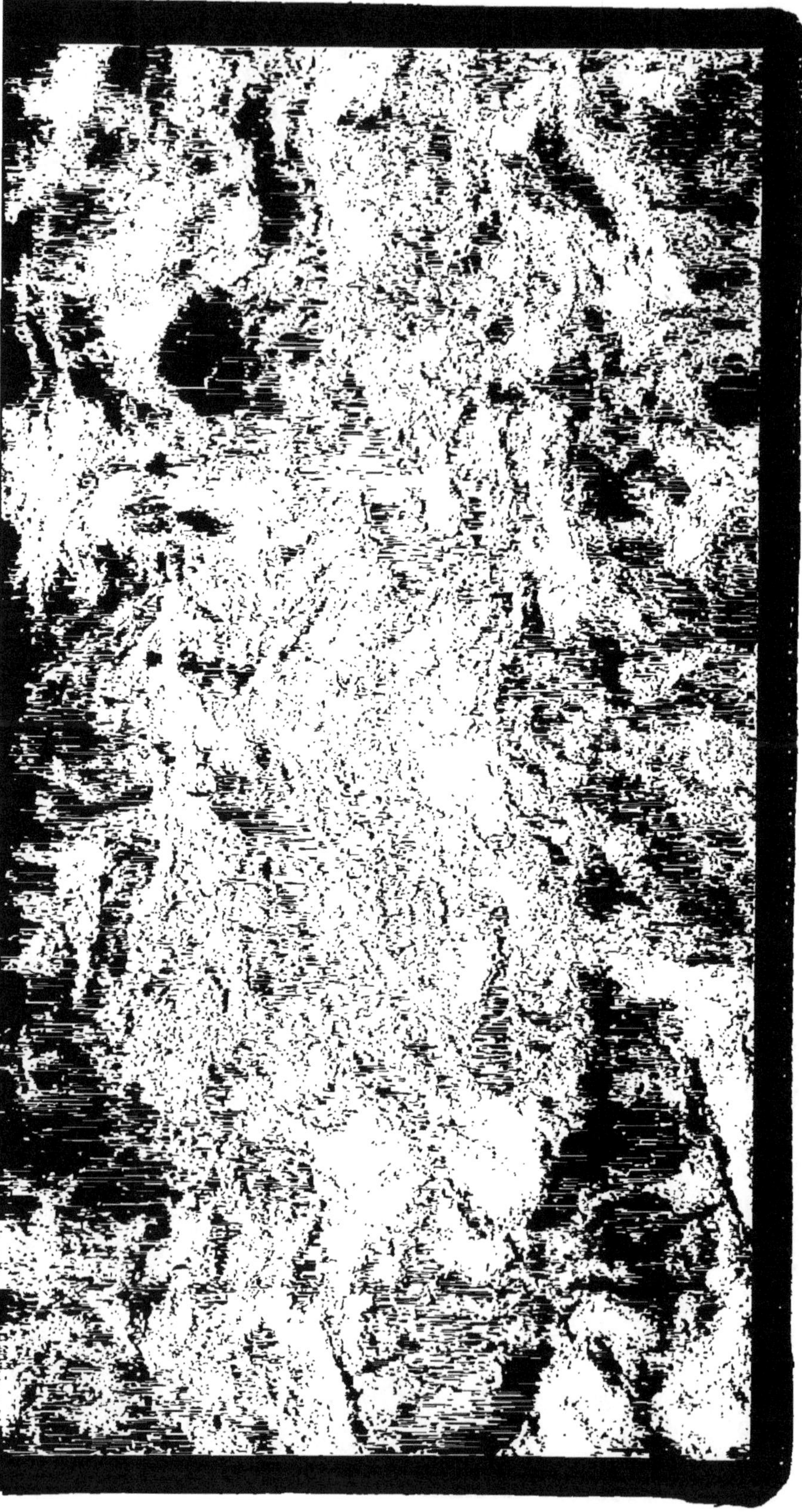

www.ingramcontent.com/pod-product-compliance
Ingram Content Group UK Ltd.
Pitfield, Milton Keynes, MK11 3LW, UK
UKHW020209250726
13967UKWH00003B/1366